FILHOS:
TER OU NÃO TER?
EIS A QUESTÃO!

Copyright© 2020 by Literare Books International.
Todos os direitos desta edição são reservados à Literare Books International.

Presidente:
Mauricio Sita

Vice-presidente:
Alessandra Ksenhuck

Capa:
Téia Franzeck

Projeto gráfico e diagramação:
Gabriel Uchima

Revisão:
Bruno Prisco

Diretora de projetos:
Gleide Santos

Diretora executiva:
Julyana Rosa

Gerente de marketing e desenvolvimento de negócios:
Horacio Corral

Relacionamento com o cliente:
Claudia Pires

Impressão:
Noschang

Dados Internacionais de Catalogação na Publicação (CIP)
(eDOC BRASIL, Belo Horizonte/MG)

C183f	Caminha, Renato. Filhos: ter ou não ter? Eis a questão! / Renato Caminha. – São Paulo, SP: Literare Books International, 2020. 16 x 23 cm ISBN 978-65-86939-52-1 1. Literatura de não-ficção. 2. Família. 3. Pais e filhos I. Título. CDD 158.1

Elaborado por Maurício Amormino Júnior – CRB6/2422

Literare Books International Ltda.
Rua Antônio Augusto Covello, 472 – Vila Mariana – São Paulo, SP.
CEP 01550-060
Fone: (0**11) 2659-0968
site: www.literarebooks.com.br
e-mail: contato@literarebooks.com.br

FILHOS:
TER OU NÃO TER? EIS A QUESTÃO!

Dedico este livro
às minhas mais belas
e apaixonantes obras:
meus filhos Vitor e Lucas.
Estarei sempre com vocês!

AGRADECIMENTOS

Como sempre, há inúmeras pessoas que contribuíram, direta ou indiretamente, para que este trabalho se concretizasse; e algumas sequer suspeitam que incentivaram e inspiraram alguns dos relatos que aqui se encontram. Para os anônimos citados nesta história, então, o meu muito obrigado, de coração. Para Maria do Céu Scribel, minha gratidão pelo apoio durante a fase mais aguda da tempestade; foi mais fácil com o seu amparo. À minha família, agradeço o amor e as cenas de vida aqui relatados; à Marina, agradeço o encantador prefácio. Finalmente meu agradecimento e minha gratidão a Téia Franzeck, que fez a chamada leitura "leiga" deste trabalho e contribuiu com muitas sugestões e correções importantes. A todos, o meu muito obrigado!

PREFÁCIO

Receber o convite para prefaciar este livro é duplamente uma honra.

Primeiro, porque faço parte do grupo de admiradores do trabalho de Renato Caminha, que tem, nos últimos anos, contribuído de forma sistemática e significativa para a produção científica voltada a intervenções na infância e na adolescência. E é claro que, com isso, seu trabalho alcança também os principais adultos de referência dessas crianças e desses adolescentes, sejam eles seus pais, sejam familiares, cuidadores, professores ou terapeutas.

Renato tem se debruçado na produção e desenvolvimento de protocolos de atendimento clínico, mas também tem reservado boa parte de seu tempo para buscar estratégias de prevenção e promoção de saúde.

No livro que temos em mãos, como uma real ferramenta de prevenção, Renato lança um questionamento ao qual não estamos acostumados a refletir. E isso pode suscitar algum estranhamento ou uma sensação até mesmo desagradável. Parece que viemos ao mundo com uma trajetória vista como natural e quase óbvia, quando o assunto é ter filhos. Apesar de já estarmos em uma época considerada pós-moderna, a era das

FILHOS: TER OU NÃO TER? EIS A QUESTÃO!

tecnologias e dos avanços científicos, ainda vemos uma contradição e um modo tradicional e antiquado de pensar quando nos voltamos para a ideia de ter ou não ter filhos?

Se temos um jeito cartesiano e pouco flexível diante de um tema como esse, é claro que falar disso desassossega. Mas Renato, ao longo de uma escrita convidativa, divertida e fértil (sim, fértil!), tenta nos dar explicações sobre o motivo desse assunto ser ainda tão contrariamente óbvio para muitos de nós, sobre o porquê de andarmos em um piloto automático em direção à procriação, com tão poucos espaços para nos autoquestionarmos sobre essa tal decisão, a qual, costumo dizer, é a mais importante decisão de nossas vidas.

Renato é ousado nesta obra, em que nos oferece justificativas para irmos na direção oposta àquela que a biologia nos programou para seguir. Com sua escrita, somos convidados a refletir de forma aprofundada sobre o impacto em nossas vidas da chegada de um bebê, que se torna uma criança, depois um adolescente e até mesmo um adulto, no papel de filho ou de filha.

Nós podemos ser ex-alunos, ex-namorados, ex-amigos, ex-maridos, ex-funcionários, mas, definitivamente, não existe ex-mãe e ex-pai. Ao tomarmos essa decisão de colocarmos um novo ser no mundo, damos um passo que não tem volta, um passo que nos traz às mais belas e também às mais dramáticas, difíceis e desafiantes experiências.

São tantas as emoções quando embarcamos na jangada da parentalidade. E é apenas por isso que precisamos entrar nela de forma consciente. O livro nos oferece essa possibilidade, esse feixe de luz naquela muralha que nos permite olhar além daquilo que sempre enxergamos. Nós definitivamente não somos obrigados a nos reproduzir para darmos sentido às nossas existências!

E, ao mesmo tempo que a escrita deste material nos indaga, ela também é responsável por nos encorajar quando é esse o nosso objetivo, quando nos vemos desejosos, capazes e responsáveis de embarcar nessa jangada, conscientes sobre percorrer, em nossa jornada, esse rio cheio de paisagens lindas e curvas desafiantes.

O segundo motivo para a honra do convite é que Renato foi o homem com quem decidi ter meus filhos, aos quais ele dedica esta obra. Só isso já diz quase tudo. Além de um grande mestre como profissional, foi ele o meu parceiro nessa empreitada da vida pessoal.

Quando digo que precisamos pensar bem, pois ter filhos é a decisão mais importante de nossas vidas, levando em consideração a responsabilidade que nós, os seres mais dependentes de todas as espécies sociais, assumimos diante da escolha, também me refiro à reflexão sobre com quem assumirmos isso. Mesmo considerando que parentalidade e conjugalidade são funções diferentes, não podemos deixar de pensar que a escolha do parceiro possivelmente nos leva a outros caminhos.

No nosso caso, levou-nos ao Vitor e ao Lucas, nossas mais preciosas obras da vida. Acompanhar a escrita deste livro dentro de casa assistindo às cenas da vida privada foi um privilégio ímpar. Não pense você, leitor, que, em uma casa com dois psicólogos, os problemas não existem. Também não faça o oposto e o debochado pensamento de que só há problemas e que o "espeto é de pau".

Nesta casa, com gente como toda gente, há dois adultos, há dois filhos, há desafios, há amor, há frustrações, há aprendizagem, há a necessidade de lidarmos com nossas diferenças e há o incessante desejo de nos tornarmos melhores e mais empáticos.

FILHOS: TER OU NÃO TER? EIS A QUESTÃO!

Mesmo com todo o desejo e a programação nos nossos dois preciosos projetos, vivemos também os impasses e as dores da parentalidade. No fim das contas, é realmente o amor por esses pequenos a principal ferramenta de conexão e de entrega, ao infinito, e além...

Boa leitura!

Marina Gusmão Caminha

Psicóloga, escritora, autora de diversas obras de referência na área das psicoterapias da infância e da adolescência e das voltadas à prevenção infantil e à educação parental. Sócio-diretora do InTCC e autora do protocolo TRI (Terapia de Regulação Infantil). @educacaoparentalpormarina

SUMÁRIO

A TRAMA DA NATUREZA
PARA TERMOS FILHOS....................................15

RAZÃO X EMOÇÃO:
TER OU NÃO TER FILHOS, EIS A QUESTÃO........25

POR UMA ESCOLA DE PAIS URGENTE..............41

DESCONSTRUINDO A INFÂNCIA....................53

EMPATIA: A CHAVE DE TUDO......................67

O QUE SE APRENDE E O QUE SE ENSINA
EM UMA ESCOLA DE PAIS?........................77

TENHA FILHOS E SE DELEITE:
A INFÂNCIA DURA POUCO, MUITO POUCO......121

SOBRE O AUTOR..................................133

"A verdade é que a gente não faz filhos.
Só faz o *layout*. Eles mesmos fazem a arte-final."
Luis Fernando Veríssimo

A TRAMA DA NATUREZA PARA TERMOS FILHOS

A bandeira do ocidente, sem a menor sombra de dúvida, é cartesiana. Nossos sistemas educacional e científico nos moldaram, desde pequeninos, para desconfiarmos de qualquer coisa que não faça sentido racional nem seja capaz de responder a critérios empíricos. Não é passível de comprovação? Ganha *status* de religião.

Baseados no "penso, logo existo", a máxima de Descartes, o mundo ocidental navega em direção ao desvendar da natureza, das doenças e das curas, do aperfeiçoamento tecnológico nos mais diversos âmbitos, ao desbravamento do universo e à tentativa de dominar o conhecimento e de criar tecnologias de modo irrestrito.

Sermos seres pensantes nos agrega a confortável capacidade de escolha, o tal "livre-arbítrio", que nos possibilita optarmos pelo que queremos ser, por onde queremos viver e pelo que desejamos para a nossa vida, não é mesmo?

FILHOS: TER OU NÃO TER? EIS A QUESTÃO!

Será? Em um mundo como o de hoje, em um mundo no qual as projeções futuras apontam para o crescimento da densidade populacional em grandes centros urbanos, em detrimento das áreas rurais, em um mundo futuro no qual se estima que algo em torno de setenta por cento das profissões atuais irão sumir do "cardápio de empregos", em um mundo no qual a equação que envolve desemprego, grandes concentrações urbanas, baixa qualidade de vida abastecida pelo aumento do consumo de drogas, por uma saúde pública deplorável e pelo crescimento da violência, o que levaria alguém, nesse provável mundo futuro, a pensar em aventuras reprodutivas?

Pensemos com afinco! Em uma perspectiva como essa, nada animadora por sinal, por que, raios, alguém teria a insana ideia de ter filhos? Por que alguém projetaria crianças inocentes em uma jornada a um destino tão incerto? Amor, desejo, crueldade? O que está por trás dessa incessante mania de procriação que nós, humanos pensantes, ainda cultivamos com fervor apesar de toda a nossa capacidade consciente e de livre-arbítrio?

Imperativo reprodutivo é o nome da coisa, um conceito bastante simples de se entender, aliás. A vida clama pela vida, organismos vivos são "programados" biologicamente para perpetuar seus genes, deixar as chamadas "cópias gênicas, da melhor qualidade possível". São pressões evolutivas desencadeadas a despeito da nossa vontade, para além do querer ou não querer, para muito além da escolha intencional. Parece feia e tosca a definição do conceito, sobretudo nos dias de hoje, nos quais palavras mal colocadas ferem sensíveis escutas travestidas de "politicamente correto"; mas, no fim das contas, é isso mesmo, precisamos garantir a existência do maravilhoso *homo sapiens sapiens*, e assim o fazemos, transando reprodutivamente uns com os outros.

A natureza, esperta como ela só, desenhou-nos para sermos muito interessados em sexo; ocorrem explosões neuroquímicas altamente gratificantes quando praticamos sexo e, exatamente por isso, voltamos a praticá-lo com frequência. Em suma, buscamos aquele enorme e delicioso prazer que um ato sexual nos proporciona, e a natureza, sorrateiramente, gratifica-nos e nos manipula em direção ao imperativo reprodutivo, lembrando que a nossa biologia não reconhece sexo com prevenção ou ato sexual entre pessoas do mesmo sexo; todo o ato sexual humano é, portanto, potencialmente reprodutivo.

É por meio dele, afinal, que nossos genes são dispersados (pelo menos por enquanto ainda é assim) à moda antiga – daqui a pouco a ciência inventa qualquer coisa para evitar que percamos tempo copulando, deixando-nos com mais tempo para navegar nas redes sociais.

O sexo reprodutivo envolve, na maioria das vezes, mais de uma relação sexual com o mesmo parceiro para que a fecundação ocorra. A fêmea da espécie humana, diferentemente das demais fêmeas habitantes da natureza, teve o seu cio abolido ao longo do processo de evolução; em contrapartida, ganhou o orgasmo, fato raro em outros seres vivos. Assim, não sabemos exatamente quando a fertilidade irá dar o ar da sua graça, porém a gratificação do gozo sexual nos leva à busca do prazer. Garantia de paternidade obriga, por sua vez, uma necessidade de convívio gravitacional em torno de um parceiro. Façamos sexo, façamos filhos!

Logo, é necessário que ocorra um certo ciclo intermitente entre dois parceiros até que a fecundação ocorra de fato. A questão é que, quando temos um parceiro regular e frequente, novos elementos entram em campo para que não apenas a reprodução ocorra, mas também que o sensível filhote humano receba seus cuidados necessários, já que o bebê *sapiens* é, sem a menor sombra de dúvida, o mais dependente filhote de toda a natureza. Não basta apenas que o filhote nasça, é necessário que ele vingue, cresça e se reproduza, mantendo, assim, os algoritmos biológicos a serviço do imperativo reprodutivo.

Tudo isso é mais uma trama ardilosa da natureza, não só para que tenhamos filhos, mas também para que não os abandonemos. Para que tudo isso ocorra, a biologia precisa de significativos reforços. Entram em campo as emoções e os disparos hormonais; entra em campo o casamento!

Se é necessário que ocorram intercursos sexuais intermitentes entre um exemplar masculino e um feminino para que aconteça a fecundação, é necessário, também, que haja algum fator que torne o outro significativamente relevante para que voltemos a estar com ele.

O convívio intenso e frequente, reforçado pelo contato ou pela proximidade física, ativa a liberação do popularmente chamado "hormônio do amor", a oxitocina. Esse hormônio nos faz querer estar perto de outros seres humanos, ele nos faz, na verdade, sermos viciados em pessoas.

O papel da oxitocina é fazer com que nos vinculemos estreitamente aos nossos filhos, para que eles vinguem na natureza, e nos relacionemos com outros membros da nossa espécie, no intuito de fazer com que a socialização prospere, além de reduzir o nível de agressividade interpessoal em prol da harmonia social. Afinal, graças ao nosso intrincado sistema social, dominamos a natureza e deixamos os predadores para trás.

Aqui, chegamos ao ponto crucial; entra em campo o sistema emocional com um dos seus representantes mais poderosos, atuando em proveito da reprodução: o amor.

O amor é uma emoção que possui funções específicas – como toda emoção, aliás. Emoções cumprem funções adaptativas para os organismos que as possuem, assim como os órgãos, que têm as suas especificidades. Pulmões nos fazem respirar; rins filtram as impurezas do organismo; coração faz o sangue circular; com as emoções, não há nada de diferente.

Emoções servem para discriminarmos perigo, para nos aproximarmos e formamos vínculos com nossos pares, mas em espécies com complexidade social, como a nossa, servem, sobretudo, para a comunicação. A linguagem da expressão facial, da vocalização e da postura corporal possui o propósito básico de emissão de sinais aos outros membros de nossa comunidade sobre o que estamos sentindo e o que pretendemos e necessitamos.

A combinação entre a sistematização do convívio entre duas pessoas de sexo oposto, que entrelaçam seus corpos em busca de prazer por meio do sexo, e os disparos intermitentes de oxitocina prepara a cena para a romântica entrada triunfante do amor! Pronto, a teia do amor está lançada, e nos enredarmos nela em direção a um convívio com tendências longitudinais é apenas uma questão de tempo.

Mais um termo técnico em cena: teoria da união do par. Nossos vizinhos biológicos, os chimpanzés, também têm filhotes muito dependentes de cuidados externos. Eles se encaixam, assim como nós, dentro de uma estratégia reprodutiva que os biólogos do comportamento chamaram de Seleção-K; entretanto, eles não se casam. Eles não têm a mania de uniões duradouras e de convívio sistemático. Não veremos, na natureza, um casal chimpanzé trocando gracinhas amorosas e pensando na aquisição de uma frondosa árvore com espaçosos galhos nos quais os filhotes poderão se exercitar e dormir. Eles não se endividam em financiamentos bancários.

As espécies que são regidas por essa estratégia reprodutiva chamada, Seleção-K, produzem um baixo número de filhotes, mas com altíssimo investimento parental: os filhotes dão um bocado de trabalho e muito gasto energético para quem cuida deles. O que nos faz diferente da macacada é a constituição familiar, já que chimpanzés e gorilas possuem uma família matrilinear: os filhotes, mesmo sendo altamente complexos, são criados apenas pela mamãe, sem casamento, sem financiamentos, portanto.

Ao macho coube apenas o prazer do sexo, nem flores ele manda depois, ele não se implicará na educação nem nos cuidados básicos necessários para a sobrevivência do filhote, sem remorsos, sem cobranças, sem acusações e sem alienação parental, nem tribunais para discutir pensão alimentícia – azar dos advogados.

Uma justa pergunta a ser feita: como uma mãe pode dar conta de um filhote tão dependente sozinha? A natureza é antifeminista? Novamente, a biologia justifica os seus fins; para cada espécie, um roteiro diferente e, neste caso, não teremos macacas queimando *soutiens* em praça pública.

A mãe natureza, esperta e sábia como costuma ser, bloqueia o cio da fêmea chimpanzé, impedindo-a, assim, de engravidar novamente até que o filhote que está sob seus cuidados no momento chegue à adolescência e ela possua, então, condições energéticas de se ocupar com mais um custoso filhinho. E é justamente por isso que a matrilinearidade funciona nesse caso.

Pensando no filhote humano e na sua elevada dependência e complexidade, a estratégia da matrilinearidade não seria suficiente para que as necessidades do rebento humano, que, neste caso, não são apenas materiais, mas também emocionais, fossem supridas.

Uma fêmea humana, em um ambiente ancestral da savana africana, jamais daria conta sozinha desse complexo e incessante ser demandante, chamado por nós, carinhosamente, de bebê. Para a nossa complexa espécie, a natureza precisou elaborar um plano bem mais audacioso e, quiçá, bem mais ardiloso.

Seria necessário, agora, fazer com que dois seres de sexos opostos, quase duas espécies diferentes, cérebros distintos, maneiras de pensar e ver o mundo bem antagônicas, necessidades, prioridades e demandas divergentes, passassem a sentir algo tão especial um pelo outro, que embarcassem em uma aventura incerta chamada casamento, embalada por muitas doses de uma emoção chamada amor.

Isso ocorre, conforme já falamos acima, por conta da equação que envolve disparos hormonais que nos deixam com vontade de fazer sexo, popularmente chamada de tesão, aliada a intensas gratificações neuroquímicas que o cérebro recebe a partir do contato físico, da troca de carinho e, principalmente, do orgasmo, e isso somado a grandes liberações de oxitocina, o hormônio do amor e do convívio.

Está criada a família humana. Com todo o roteiro escrito objetivando que nosso maravilhoso e extremamente dependente filhote possa prosperar, crescer e se reproduzir, mantendo, assim, o frenético e insaciável ciclo da vida. Agora, diferentemente dos chimpanzés, o bebê humano é de responsabilidade de dois seres, interatuantes em sua criação.

Basta estarmos juntos, envolvidos afetivamente e engalfinhados meigamente em uma cama depois do prazeroso ato sexual para que algoritmos de pensamentos malucos começem a pipocar em nossas cabeças.

Pensamentos sobre ter filhos começam a parasitar as nossas mentes, e o pior de tudo: depois de recorrentes, eles começam até a se tornar meigos e simpáticos. Passamos a notar os bebezinhos que cruzam os nossos caminhos em nossa rotina diária e a reparar quão lindo aqueles sorrisinhos são; bochechas fofinhas, vontade de encher de beijinhos aqueles gostosos e pequeninos seres. Quão prazeroso seria ter uma criaturinha daquelas para nós?

Quando o parceiro ou a parceira começa a ter a sua mente invadida pelos mesmos memes reprodutivos – é, aliás, uma tendência quando estamos sintonizados empaticamente com outrem; e, vale dizer, é o amor que promove uma conexão e sincronia empática brutal –, aí mesmo é que se intensificam as ideias gestacionais em uma verdadeira *follie à deux*[1].

Pronto, as ideias acerca de termos um filho começam a ser projetadas pelo casal a partir de suas narrativas, e as emoções, de novo elas no comando, interferem na memória e selecionam apenas projeções otimistas sobre o, ainda projeto, bebê.

A imaginação aberta trabalha em prol dos atributos positivos de cada um. "Ele ou ela terá seus lindos olhos, a astúcia do papai, a criatividade da mamãe, a inteligência do vovô", "e assim segue a entreter a razão este comboio de cordas que se chama o coração", para citarmos Fernando Pessoa[2].

---

1 *Folie à deux* (do francês, "Loucura a dois", pronuncia-se: foli-à-dê), Transtorno psicótico induzido(F24)[1] ou Transtorno psicótico compartilhado[2] é uma síndrome psiquiátrica na qual sintomas psicóticos são compartilhados por duas pessoas, geralmente da mesma família ou próximas.[3] Quando a família tem uma estrutura psicótica pode ser chamada de *folie en famille*. Esse termo deve ser usado para descrever a relação psicopatológica independente dos diagnósticos individuais dos envolvidos.

2 Poema *Autopsicografia*, Fernando Pessoa. Livro *Eu Profundo e os outros eus*.

Ninguém fica projetando o que cada um tem de pior em um diálogo imaginário do tipo: "tomara que o bebê não tenha o gênio de cão da sua mãe, a esquizofrenia do seu tio, o mau caráter do seu irmão, a desorganização da vida pessoal que você tem, que não gaste demais e seja irresponsável como o pai"; e se fosse assim, transformado, Pessoa seguiria: "sem entreter a razão o comboio de cordas que se chama a realidade"!

Por que, depois de uma paixão consolidada, não somos invadidos por pensamentos constantes de fazermos qualquer outra coisa que não filhos? Por que não ficamos obcecados em matarmos a fome do mundo, em reflorestarmos o planeta, em fazer artesanato, que seja?!

Não bastasse tudo isso, a cultura social coloca seu exército em campo em prol dos filhotinhos. Mal casamos, os amigos, as tias chatas, os parentes em geral, o quitandeiro da esquina e a zeladora do prédio começam a perguntar: "Quando virá o bebê?" Depois do primeiro, se for menino: "Quando farão a menininha, para terem um casal?" Quando se tem um casal, ainda tem gente que diz: "Vocês precisam desempatar esse jogo, têm de fazer um terceiro para terem bastante netinhos no Natal".

Por que, diabos, essas pessoas não fazem elas os seus quarenta ou mais filhos para terem ninhadas de netos no Natal, na Páscoa, ou seja lá quando for? O pior é que achamos essas falas ridículas e irritantes quando as escutamos; porém, depois de um tempo, ao vermos um casal novinho, logo perguntamos: "Quando terão bebês?". Só de pensar que nesse momento eu me comporto igual àquela tia que eu tinha, de cabelo duro de laquê e que cheirava a naftalina, dando-me a sensação de, estando junto dela, estar fechado em um roupeiro velho, já me dá calafrios. Mas é isso mesmo; dia desses ainda perguntei a uns amigos: "Ficarão em um só?". Socorro, foi bem mais forte que eu!

Mesmo achando essas falas patéticas como forma de pressão, quanto ao engravidar de um casal, passando um tempo, começamos a envelhecer, e qual a nossa surpresa? Nossa mente passa a ser invadida pelos memes do "Quando virá o bebê?", "Ficarão apenas no primeiro?", "Vocês precisam dar um irmãozinho para ele!". E lá vamos nós a repetir, repetir, como um disco riscado, as velhas músicas cafonas que detestávamos no passado.

"Não importa com quem você se deite, que você se deleite seja com quem for[3]", já diria Caetano Veloso. A pressão dos algoritmos biológicos surgirá como fantasma a atormentar a mente de quem está apaixonado por um outro ser, seja ele quem for ou de que sexo for. A biologia não perdoa, ela nos assombra com seus propósitos; e as uniões homoafetivas as sentem da mesma maneira, pois, afinal, fazem parte daquilo que chamamos natureza humana. Não é à toa que hoje, após maior aceitação, tolerância e validação social, uma das maiores reivindicações de casais que vivem uniões homoafetivas é a do direito à adoção.

O interdito reprodutivo está presente nesses casos. As barreiras culturais estão aí para serem postas abaixo; a biologia vem pronta de fábrica; a cultura, nós construímos e a adaptamos, moldamos, portanto, nossos atributos biológicos, às demandas socioculturais e, assim, transformamos o mundo ao nosso redor.

Resta-nos, então, um questionamento básico e fundamental, a pergunta que não quer calar: filhos são mesmo uma questão de escolha? Reflita sobre isso, por favor!

---

3 Música: *Nosso Estranho Amor*, Caetano Veloso. Álbum: *Totalmente demais*.

RAZÃO X EMOÇÃO:
TER OU NÃO TER FILHOS, EIS A QUESTÃO

No mundo moderno, abarcados que somos pela falta de tempo, pela busca de empregos, pela luta incessante na busca de recursos financeiros para que honremos, a cada vez mais, a cara vida cotidiana, por modelos econômicos globalizados nos quais o fenômeno *El Niño* afeta a colheita na América do Sul, aumentando, assim, o valor dos grãos produzidos na região, que reflete no preço do barril do petróleo, que afeta o humor do presidente americano, que profere disparates sem filtros e ofende o líder chinês, que levanta barreiras comerciais aos produtos americanos na China, que faz a bolsa cair e tudo ficar pior para os pobres, cada vez mais pobres, e beneficia os ricos, cada vez mais ricos... o que paira no ar, constantemente, é a: INCERTEZA!

Vamos colocar o homem cartesiano dialogando com o homem emocional para ver no que dá, quanto ao nosso foco central: "ter ou não ter filhos, eis a questão!". Existem motivos conscientes consistentes que nos façam ter filhos?

FILHOS: TER OU NÃO TER? EIS A QUESTÃO!

Um dos argumentos mais citados quanto ao motivo de termos filhos soa quase como uma forma de oferenda por quem o profere: para garantir a permanência do homem no mundo. Que lindo! A China e a Índia, somadas as suas populações, já estão garantindo a infestação de *sapiens* por longa data. Ah, mas você pode refutar esse argumento com algo do tipo: "sim, mas a característica predominante do mundo será constituída por fenótipos hindus e orientais". E daí? Você não estará mais nele mesmo! Cuidado, ainda, para a sua argumentação não soar xenofóbica; a genética já nos mostrou que, sendo um ser humano, nossa constituição biológica é igual a qualquer outro ser humano habitante do planeta, o que vai mudar é o nosso "verniz" externo, por assim dizer, e este varia, dando tons diferenciados às nossas peles e às nossas estruturas faciais.

Outro dado interessante quanto ao tal "purismo" étnico também já foi desvendado pela ciência: os possíveis DNAs mais "puros" estão restritos aos aborígenes da África e da Oceania; muito cuidado então, pois somos todos mestiços impuros. Portanto, se é *sapiens* que você quer habitando o planeta futuro, *sapiens* terá, pode relaxar. O mais engraçado é que, talvez, graças ao próprio magnânimo *sapiens*, o futuro do planeta esteja em perigo justamente pela destruição que o *sapiens* está fazendo na nossa natureza.

Há ainda quem refute tais argumentos com a máxima: "mas eu quero deixar no mundo um ser proveniente dos meus genes". Olha, deixa eu lhe contar uma coisinha: talvez você seja de fato muito diferenciado naquilo que faz, um ser que contribua imensamente para o bem-estar coletivo e do planeta, uma criatura ímpar, um cérebro iluminado, porém não há garantia nenhuma de que você, sendo tudo o que há de melhor no mundo, gere um ser portador do seu DNA que possa ser o seu equivalente. Aliás, seu DNA não! Filhos misturam os seus vinte e três pares de cromossomas com os outros vinte e três de seu parceiro ou de sua parceira, e são, portanto, uma grande loteria genética, dados jogados à sua própria sorte. Cuidado, então, com quem você se deita para procriar, pois a ancestralidade é, em geral, desconhecida e muitas vezes pode ser cruel.

Crianças podem nascer com as mais diversas patologias, com erros inatos de metabolismo, cromossomopatias, enfim, não podemos embarcar na ideia de que vamos melhorar o mundo tendo filhos "perfeitos". Crianças com dificuldades podem aperfeiçoar e humanizar o seu ambiente e seus pais muito mais que gênios de Q.I.s altíssimos e de caráter abaixo de zero. Em geral, quando aceitas, amadas e acolhidas, as crianças "imperfeitas" espalham empatia ao seu entorno, elas nos fazem olhar para nós mesmos e mudarmos nossos valores para melhor.

Perca tempo consultando um genealogista para conhecer a sua árvore e reduzir o narcisismo; se achar isso importante de fato, vá lá e boa sorte – recomendo um ansiolítico na hora do resultado.

Vamos adiante nos argumentos racionais em prol de termos filhos. Este, por acaso, é um dos mais divertidos para mim: "Para ter quem cuide de nós quando ficarmos velhos!". Uau, contamos agora ou mais tarde a realidade dos fatos?

Interessante buscarmos os dados atuais acerca disso. Hoje em dia, nós temos de legislar em proveito dos direitos dos idosos, foram criadas delegacias especializadas em nosso país justamente por conta do abandono que os idosos sofrem de seus parentes. Se você não cuidar de seus pais, o Ministério Público obrigará você a dar os subsídios mínimos para uma vida digna ao idoso, em uma lógica bem parecida com a

FILHOS: TER OU NÃO TER? EIS A QUESTÃO!

pensão alimentícia que pais têm que dar aos seus filhos, suas responsabilidades, em caso de desfecho conjugal.

O mundo moderno nos exige um dispêndio energético e de tempo para custearmos nossas necessidades básicas, cada vez maiores, por sinal; o convívio interpessoal está se reduzindo (outro dado de pesquisa), o trabalho invadiu os finais de semana e o tempo que sobra, geralmente restrito, é utilizado para um outro fato que às vezes se torna igualmente estressante, chamado agenda social.

Devemos ter em mente que nossos filhos terão pouquíssimo tempo de convívio direto conosco em nossas velhices, chantagens emocionais costumam ser um tiro pela culatra; atenção: em vez de aproximar, afastam! Não estamos querendo dizer, com isso, que seu filho não se preocupará autêntica e empaticamente com você, que não sentirá saudades sua, que não custeará suas necessidades materiais se você precisar, mas esperar que eles abdiquem de suas vidas, seus sonhos, projetos e amores para estar ao seu lado, cuidando de você o tempo todo, chega a ser perverso com eles.

Já disse aos meus filhos e arco com todas as consequências deste dito: "Nunca deixem de avançar em seus projetos de vida para ficarem à beira de um leito cuidando de seus pais, vivam sem culpa". Amor não escraviza, amor não necessita de presença permanente; pelo contrário, a permanência em tempo integral junto a pessoas com restrições físicas e de comunicação estressa demais quem cuida delas. Que o digam os familiares de convívio sistemático com idosos com Alzheimer; o circuito emocional envolvendo amor, raiva, culpa e tristeza se retroalimenta constantemente.

Se o seu desejo é ser bem cuidado e ter companhias em sua velhice, melhor seria investir em algum plano de moradia assistida para a terceira idade em um lugar onde os cuidados sejam dignos e respeitosos e onde vivam pessoas próximo à sua idade. Vivendo nesse local, talvez visitas sistemáticas ocorram, talvez não; lembre-se de que o agitado mundo lá fora demandará excessivamente de seus entes queridos nos cursos cotidianos de suas vidas. Isso tudo não significa nem desamor, nem, necessariamente, amor; tudo depende dos tipos de relação que foram estabelecidos, estimulados e alimentados ao longo dos anos da sua existência.

Outro argumento muito recorrente: "é importante termos filhos para constituir uma família e conviver com quem amamos". Primeiro, precisamos conhecer o conceito moderno para o que entendemos por família.

Podemos considerar família como uma união de afetos, o que não implica necessariamente relações de consanguinidade entre seus membros constituintes. Compartilharmos nosso genoma com outra pessoa não é nenhuma garantia de convívio harmônico, recíproco e prazeroso.

Nessa lógica um pouco menos tradicional, uma família tem seu início a partir de duas pessoas que não possuem, via de regra, nenhuma relação de parentesco, sejam elas um homem e uma mulher, sejam uma mulher e outra mulher, um homem e outro homem, que agregam em torno de si outras pessoas que podem ser filhos naturais, adotados, parentes mais distantes ou até amigos. Eis o embrião da constituição familiar. Todavia, relações familiares podem se constituir coletivamente: um grupo de pessoas que se une fortemente por meio de afetos passa também a ser entendido como um grupo familiar.

As famílias por nós escolhidas, diferentemente das famílias consanguíneas, tendem, curiosamente, a ter mais tolerância e menos conflitos, pois nelas não há o convívio forçoso. Churrascos de domingo são belos exemplos da autopurificação a que nos submetemos em prol da "união" familiar.

"Vai lá, beije e abrace a sua tia", aquela que cheira a naftalina e o deixa com cheiro de armário até você chegar ao chuveiro da sua casa; "brinque com seu primo", aquele aprendiz de psicopata que o cobre de porrada quando ninguém está olhando e, depois que você chora, faz-se de vítima enganando todo mundo. Seu tio que tem alguns trocados a mais, começa a se achar "o cara", tecendo comentários desmerecedores aos "pobres" da família, desfilando toda a ficha técnica do seu carro novo; a vovó, motivo pelo qual todos estão lá, está mais para o lado de lá que para o de cá. As mulheres comentam, à boca miúda, o acumulo de adiposidade umas das outras. Não fosse a velhinha, ninguém mais estaria lá se suportando; mas ela é tão querida, que vale o sacrifício de todos. Às vezes, o fator aglutinador do teatro dominical não é a doçura da vovó, mas suas aplicações financeiras que serão divididas às lágrimas depois que ela for ter com o Criador.

Não seria mais lógico, então, cartesianos do mundo, construirmos uma família com matéria-prima adotada? Ao adotarmos uma criança, promovemos ações positivas, geramos um bem social dando lar e acolhida a um ser inocente que perdeu os pais, que foi abandonado, negligenciado, abusado e uma série de outras perdas, sendo a mais importante a perda de referencial amoroso e linear em sua vida.

Retirar crianças de abrigos e alimentá-las, dar amor e um lar a menores que necessitam desses cuidados urgentemente compromete positivamente os índices de bem-estar social. Nessa lógica, serão menos crianças nas ruas; no futuro, menos adultos buscando vingança ou reparação pelos danos que sofreram, menos seres humanos a percorrer o caminho da transgressão, da violência, das drogas e da repetição do abandono aos seus afetos. Adotar promove saúde social, além de salvar crianças da sentença dos enjeitados.

Fatores racionais para procriarmos no mundo atual são os mais diversos possíveis, e não há a intenção de esgotá-los aqui em análises acuradas. Sem sombra de dúvida, por melhor que sejam os argumentos em prol de termos filhos, é difícil que eles sejam capazes de resistir a uma contestação cartesiana envolvendo uma análise simples de prós e contras.

No time dos fatores racionais contra a procriação humana, a esmo, temos uma equipe de primeira linha, um verdadeiro esquadrão defendendo a bandeira cartesiana, não que isso resulte em grande coisa, mas vamos lá.

Quando somos invadidos pelo desejo de termos um bebê e nosso(a) companheiro(a) alinha-se conosco no mesmo propósito, abrimos modelos matemáticos mentais, chamados algoritmos, em busca da resolução desse novo problema que acabamos de criar. Isso mesmo: problema. Não pense em problema como algo ruim, qualquer coisa que requeira ser solucionada em nossas mentes se torna um problema a ser resolvido.

Esse processo todo é bem ansiogênico – reveja seus conceitos e inclua a eles ansiogênico, aquilo que nos gera ansiedade, como uma característica saudável e positiva, que nos alça ao crescimento pessoal, desde que seja na dose certa, evidentemente. Não houvesse essa inquietação, não sairíamos do lugar, seríamos árvores fincadas sempre no mesmo terreno.

O processo todo de pré-gravidez ou da espera pela adoção nos agita bastante, inquieta bastante, pois sabemos que virá um

FILHOS: TER OU NÃO TER? EIS A QUESTÃO!

pacotinho novo em nossas vidas, sem manual de instruções, que tomará tempo e precisará de recursos emocionais e financeiros para que tudo corra bem, e sabendo que, para piorar, ninguém nunca nos preparou para isso.

Quando começamos a praticar para a gravidez – em um português bem claro: transamos bastante para ver se o esperma chega lá e o útero o acolhe de braços abertos –, queremos o resultado para ontem; nossas cabeças estão "prontas", já o corpo tem o seu tempo, e às vezes é bem demorado, o que pode ativar em nossas mentes, passado um tempo sem o resultado almejado, as nossas crenças de "imperfeições biológicas", o que, em inúmeros casos, pode levar casais a crises que não existiam antes, podendo desembocar em separações, acredite. Coisas do tipo: "O que eu tenho de errado para não ser capaz de ter filhos; serei eu, será o outro?". Nessa lógica, é sempre preferível que a "falha" seja do outro, pois alivia a autocobrança, garante a autoestima saudável e afasta possíveis processos futuros de culpa, em suma: grandes bobagens.

O percurso de ter filhos é ansiogênico ao longo de toda a vida, afinal, somos responsáveis por colocar um elemento novo no mundo, feito por nós e de nós dependente integralmente.

Fecundação garantida, começa uma nova etapa: os corpos se transmutam. Se para você, mulher, sua estética corporal está na lista dos itens mais importantes em sua vida, tenha cuidado. Se para você, companheiro ou companheira dessa mulher mutante corporal, a estética da parceira é realmente importante, atenção. Não tenham filhos!

Filhos transformam corpos; mais do que isso: transformam mentes, conceitos, valores e prioridades. Transformam relações e uniões, pois enquanto somos dois apenas em uma relação, existe uma coisa chamada conjugalidade; quando enveredamos na via da procriação, nasce, no casal, a parentalidade. Conjugalidade e parentalidade são difíceis de ser administradas, e elas coabitam desde que a ideia de termos uma criança em nossas vidas brotou em nossas cabeças, mas falaremos mais disso adiante. Sua vida conjugal nunca mais será a mesma, você nunca mais será o mesmo, nem sua esposa será a mesma. Não está gostando? Não tenha filhos!

No primeiro trimestre gestacional, acontecerão coisas que vão fazer você acreditar, por mais ateu que possa ser, que sua esposa está possuída. Ela vai reclamar, chorar de pena da árvore que tombou na tempestade, dormir como a bela adormecida, comer como o *Shrek*[1] e vomitar como a Linda Blair, do clássico *O exorcista* – girar a cabeça já não faz parte do roteiro, tenha certeza. Você vai se perguntar: "Onde está aquela pessoa que vivia comigo até agora?". Ela foi abduzida, não por extraterrestres, mas por um habitante interno, que hoje possui seu corpo e sua mente.

No primeiro trimestre, os companheiros de gestantes aprendem uma nova palavra – celibato. Façam ioga, corram, façam academia, mas façam bastante, para queimar muita energia, serão três longos meses de inverno (a comparação com inverno é boa, não terá nada de quente nessa fase). Não querem isso para vocês? Não tenham filhos!

---

1 *Shrek* é uma franquia de filmes de animação computadorizada direcionados principalmente ao público infantojuvenil e os diversos outros itens que estes filmes inspiraram. Foi criada em 2001 pela DreamWorks Animation com o longa-metragem animado *Shrek*, vagamente baseado no livro infantil *Shrek!* de William Steig, publicado em 1990. Desde então, a DreamWorks lançou mais três longas-metragens (e, paralelamente, alguns curtas-metragens) continuando a história do primeiro filme, construindo uma das séries de maior sucesso da atualidade. Direção: Andrew Adamson, Vicky Jenson. Produtores: Aron Warner, John H. Williams e Jeffrey Katzenberg.

FILHOS: TER OU NÃO TER? EIS A QUESTÃO!

As noites serão incômodas, vocês terão sonos entrecortados por desconfortos da gestante e por tempestades de ideias assombrosas sobre novos investimentos, empreendimentos, empregos ou sobre habilidades extras que vocês têm ou deveriam ter, sobre como ganhar ou de onde tirar dinheiro. Em seguida, vocês terão um *Pac-Man*[2] devorador de cifras em suas vidas. E isso tudo é apenas uma pequena degustação do que virá pela frente; o banquete dos assombros será servido ao longo dos anos seguintes, sucessivamente.

Cada nova etapa da gestação será seguida de novas preocupações. Começamos a imaginar se tudo está nos conformes no desenvolvimento do bebê; translucência nucal será um termo novo que irão aprender; todos os possíveis problemas desfilarão nos pensamentos juntamente com o desejo de que tudo se encontre bem; a força do pensamento positivo *versus* "poderá dar algo errado" travará duras batalhas nas mentes parentais.

Torcemos para que o momento do parto seja de tranquilidade, sem intercorrências médicas nem para a mamãe, nem para o bebê. Tudo ao vivo, tempo real, quadro a quadro, em uma ansiosa e reveladora espera, em um misto de emoções que almejam por vibrar assim que o sinal de "deu tudo certo" aparece e de uma certa desconfiança de que alguma surpresa ruim possa surgir na última hora.

Bebê novinho em folha precisa mamar, precisa ter a chamada "pega" correta para que se alimente e se sacie. Os bicos dos seios da mamãe começam a rachar, por vezes até sangrar, o fluxo de leite

---

2 *Pac-Man* é uma série de jogos de *videogame*, feita pela Namco. O objetivo da maioria dos jogos da série é percorrer um labirinto, comendo pontos, pontos energizantes, frutas e fugindo de quatro fantasmas, chamados *Blinky*, *Pinky*, *Inky* e *Clyde*. Alguns jogos da série incluem um gênero diferente dos outros jogos, como plataforma, corrida, *party* e outros.

não vazado começa a empedrar nos seios, vocês verão um quadro incrível: um seio enorme latejando, tão quente, que, se o seu café esfriar, pode ser aquecido naquele tipo de micro-ondas, bastando encostar nele uns minutinhos, e pronto. Em decorrência disso, talvez a mamãe tenha febre, e os companheiros, depois de treinamento, é claro, irão se tornar especialistas em massagem mamária, habilidade que de nada servirá no futuro, a menos que alguém queira incluir em seu currículo erótico que é especialista em glândulas mamárias entupidas de leite.

Há um período chamado quarentena que, traduzindo, quer dizer "sexo nem pensar"; agora, imagine a capacidade de libido e de produção de conteúdo erótico mental para que haja transa diante dessa formatação toda. Na via do antiafrodisíaco, do broxante, entram, ainda, cólicas do bebê, mamadas noturnas, despertares noturnos do bebê sem explicação aparente (a não ser acordar os pais), hormônios em ebulição pós-parto, ciclo de sono fragmentado tendendo ao cansaço e à irritabilidade que se manifesta ao longo do dia e mais, muito mais. Essa conversa está horrível? Não tenham filhos!

Cada nova etapa, após o nascimento, é um novo desafio, um anagrama a ser decodificado e, no curso natural da vida, aguardamos pelas respostas esperadas para cada idade, torceremos para que eles andem, falem, se alimentem bem, façam cocô direitinho, que se adaptem à escolinha, interajam socialmente, demonstrem afeto aos seus cuidadores, gostem dos avós e, pelo menos, deem um olá à tia do cabelo duro de laquê, que lhes irá apertar as bochechas e os fará morrer de raiva.

Quanto mais crescem, mais dinheiro gastam, mais desafiam os nossos limites compreensivos e mais exigem elasticidade do nosso cardápio de comportamentos. Vocês já ouviram falar da

FILHOS: TER OU NÃO TER? EIS A QUESTÃO!

birra? Ela faz parte de uma fase que se inicia por volta dos três anos de idade e que os especialistas denominam, singelamente, de "adolescência da infância". Já imaginou uma fase que funde infância e adolescência? Ela dura até os quatro ou cinco anos, quando a criança começa a desenvolver maior capacidade de manejo e de regulação da expressão emocional. Até lá, haja regulação emocional por parte dos pais. Nesse pacote, entram, ainda, as fobias, os medos transitórios – normais ao desenvolvimento, por sinal –, a seletividade alimentar e as expressões agudas das emoções, na maioria das vezes indecifráveis para os pais.

Se tiverem mais de um filho, preparem-se para as guerras domésticas, as implicâncias entre irmãos, as bagunças, as alianças temporárias contra vocês e todo o tipo de desordem que esses capetas produzem em casa. Se vocês interpretam isso como ofensa, como coisa de criança mal-educada, vocês estão tramados. O apartamento será uma bagunça, nunca estará em ordem. Querem a casa com cara de revista de decoração? Não tenham filhos!

Atenção: as personalidades narcisísticas, autocentradas e cheias de frescuras não combinam com parentalidade. Ai, sujou meu casaco caríssimo, vai melecar todo o carro do papai, assepsia plena ampla e irrestrita, não coma isso agora, regras, regras, ordens e mais regras, vai sujar tudo, vai bagunçar, desorganizar, estragar, vai cair para fora do prato, no chão, vai sujar tudo, aff... Não tenham filhos! Vai sujar mesmo, seu filho vai se sujar muito, sujar a casa e sujar vocês. Ninguém é melhor ou pior do que ninguém por ter ou não ter filhos, você não é obrigado a isso. Por favor, não tenha filhos!

Educações formais resolviam birras e afins com a tradicional e contraindicada: porrada! Bater em animais é crueldade, bater em mulheres é inaceitável, batermos uns nos outros como os primitivos humanos faziam é irracional; bater nas crianças para educar é legal?

Adultos que apelam para a punição física demonstram inabilidade de lidar com os comportamentos inapropriados das crianças, são incompetentes para gerenciar os conflitos com os filhos. Limites são saudáveis e bem-vindos, punição física gera desamparo e medo, e não está correlacionada com obediência. Seu filho chegará à escola e baixará a porrada em algum colega quando estiver frustrado, vocês serão chamados à escola e dirão: "Não podemos bater nos colegas, filhos.". Eu adoraria que ele se voltasse para vocês na frente dos orientadores educacionais e dissesse: "Mas vocês me batem!". O resto do roteiro fica por conta das suas imaginações. Não tenham crianças para nelas bater. Não tenham filhos, ora bolas!

Por volta dos seis anos, sejam bem-vindos de volta à escola! Seja lá qual for o seu nível de escolaridade, você deverá reviver as aprendizagens por meio desse novo membro da vida escolar chamado seu filho. Quando você acha que se viu livre da escola para sempre, *voilà*.

Quanto mais eles avançam na vida escolar, mais vocês deverão lembrar da fórmula de Bhaskara, dos rios da Mesopotâmia, da anatomia das plantas, que possuem limbo, pecíolo, gema, caule e raiz, do sistema solar e seus planetas, do invertebrados, dos mamíferos e da aceleração da gravidade, sem falarmos dos motivos da fuga da família real portuguesa para o Brasil. Ah, faltaram as regras gramaticais, o léxico, a semântica e a sintaxe.

Vocês farão parte do processo disciplinador de seus filhos cobrando diariamente as tarefas escolares, a arrumação dos brinquedos e do quarto, a recolha da imensidão de lixo deixada pela casa, da toalha molhada jogada ao chão do banheiro, o banho, o corte das unhas que já o estão deixando parecido com um urso da montanha, a descarga não dada no banheiro, que ficou com "aquele cheiro", por sinal.

FILHOS: TER OU NÃO TER? EIS A QUESTÃO!

Vocês irão se acostumar a limpar bumbum de cocô no meio da refeição, voltar e continuar comendo como se nada tivesse acontecido; vocês limparão vômitos em vocês e na criança; vocês serão urinados, defecados e, quando dormirem juntos, serão espancados pelos movimento bruscos noturnos; vocês terão momentos quentes empatados, e muito mais. Vocês serão chamados de chatos, serão desacatados e muitas vezes maltratados por esse serzinho a quem vocês tanto se dedicam.

Na adolescência, vocês experimentarão momentos de puro ódio jogado em vossas direções, serão declarados culpados pelo mal do mundo, pelas desigualdades sociais e pelo desequilíbrio da ecologia. Se tiverem uma boa condição financeira, poderão ser acusados de ser capitalistas exploradores; se forem pobres, serão considerados incompetentes para ganhar dinheiro.

As noites dos pais de adolescentes que começam a sair para festas noturnas, na atual conjuntura do país onde vivemos, farão os filmes do *Freddy Krueger*[3] parecer animações da Disney. O mundo lá fora os espreita com violência, drogas, o binômio álcool e direção, DSTs, gravidez, traficantes, assaltos, homofobia, *bullying*, sequestros e "amigos" barra-pesada.

Na faculdade, se eles optarem por seguir estudando, a conta fica ainda mais cara. Se não seguirem estudando, sua preocupação será com emprego e irá girar em torno da capacidade de autogestão financeira do seu filho, tendo ele pouco estudo neste mundo cada vez mais exigente.

---

3 *Freddy Krueger* é um personagem fictício da série de filmes de terror *A Nightmare on Elm Street* (no Brasil, *A Hora do Pesadelo*; em Portugal, *Pesadelo em Elm Street*), lançado em 1984. *Freddy* é um assassino de crianças da fictícia Springwood, Ohio, que após ser queimado por pais vingativos passa a atacar adolescentes em seus sonhos, matando-as no mundo real por tabela. O fato de ter o poder de controlar os sonhos das pessoas e matá-las durante o sono, valeu-lhe as alcunhas de "Lorde dos Pesadelos" e "Senhor dos Sonhos". Direção: Wes Craven. Produtor: Robert Shaye.

Depois da faculdade, tem as especializações, o mestrado, o doutorado... lembram do *Pac-Man* devorador de cifras? Na realidade brasileira, os filhos deixam a casa dos seus pais depois dos trinta anos. Até lá, muitos levam a vida como se fossem hóspedes, sem contribuir nas contas da casa e com os direitos adquiridos pelo simples mérito da consanguinidade. Sua casa terá serviço cinco estrelas para esse tipo de habitante e, por mais simples que ela seja, a tendência é que ele seja a celebridade do lar.

Eles seguirão as suas vidas, mas nunca – repito: nunca –, depois de estabelecermos com eles uma relação de amor baseada na empatia, deixaremos de nos preocupar com os seus percursos, suas trajetórias, suas paixões, suas dores de amor e todas as suas histórias, seja lá onde estiverem, no mesmo bairro, em outra cidade ou em outro país.

Nossa geração chegará aos cem anos facilmente, vocês terão a garantia de quase um século de preocupações ao optarem por filhos em suas vidas, pensem seriamente se é esse o tipo de confusão que desejam para as suas décadas vindouras.

Filhos não são para qualquer um, mas qualquer um tem filhos; e não há nada de julgamento moral ou de superioridade nessa afirmativa. Novamente: ninguém é melhor que ninguém pelo simples fato de ter procriado.

Querem fofura? Adotem um cão, um gato ou até um javali, se os acharem meigos, mas atenção: eles dão igualmente um bocado de trabalho e também não podem ser maltratados ou negligenciados, pois se tratam de seres vivos como vocês. A vida deve ser sempre reverenciada, respeitada e preservada. Não coloque uma criança no seu projeto de vida se ela não couber nele e não for muito desejada e, sobretudo, amada.

FILHOS: TER OU NÃO TER? EIS A QUESTÃO!

Para finalizar: se vocês não estiverem dispostos a renunciar, a abrir mão de muitos dos seus projetos pessoais, dos seus preciosos tempos, das suas horas de lazer, das suas granas, dos seus esportes prediletos, dos seus sexos animalescos com sua parceira ou seu parceiro, que seja, resta apenas lhes dizer: não tenham filhos! Apelem para a porção anatômica do seu cérebro denominada neocórtex.

POR UMA ESCOLA DE PAIS URGENTE

As famílias de caçadores coletores, primevos humanos habitantes da savana africana, tinham preocupações com as suas crias e, com relação a isso, não podemos ter a menor sombra de dúvida. Não houvesse atenções especiais direcionadas às crianças, estes seres extremamente dependentes de cuidados externos, elas não teriam vingado e, consequentemente, não teriam dispersado seus genes, e é exatamente por isso que todos nós estamos aqui hoje. Você, eu e todos nós somos descendentes de pessoas que eram, não apenas interessadas em sexo, mas também dedicadas e empáticas o suficiente para doarem energia e emoções cuidando de suas proles.

Crianças são seres altamente custosos energeticamente aos adultos, ou seja, elas dão muito trabalho, elas nos estressam e testam os nossos limites. Desde que o mundo é mundo, a empatia e o amor por elas são o que nos fazem segurar os momentos pesados e suportar todo o processo probatório sucessivo, ao qual somos submetidos quando procriamos.

FILHOS: TER OU NÃO TER? EIS A QUESTÃO!

Com o transcorrer de todo o processo civilizador da história humana, houve a possibilidade de aperfeiçoamento cultural e de sofisticação das relações sociais. Esse processo, em um moto contínuo, trouxe-nos a possibilidade de formação de grandes agrupamentos humanos, até então restritos a, no máximo, cento e cinquenta membros. Novas pressões seletivas adentram a cena, obrigando os humanos a profundos ajustes culturais. Agora, as necessidades voltam-se para dar conta das emergências decorrentes das vertiginosas demandas que buscam o ajuste entre o ser biológico e o ser cultural.

Com as galopantes evoluções cultural e científica, foi possível também que compreendêssemos que as crianças são seres muito diferentes dos adultos e, como tal, deveriam ser compreendidas e estudadas cientificamente em suas particularidades quanto aos seus processos de desenvolvimento, até se tornarem seres crescidos e maduros.

A ciência, ao seu tempo, possibilitou-nos modificar muito a visão acerca dos nossos rebentos. Eis, então, que o homem "inventou", ou talvez "descobriu" a infância, e tudo isso ocorreu no século XVIII, por uma série de variáveis decorrentes dos já citados aperfeiçoamentos científico e cultural.

O processo evolutivo científico-cultural possibilitou descobrirmos que crianças são seres frágeis, demandantes não apenas de proteção contra predadores, de alimentação e de ensinamentos básicos, mas também do que costumamos chamar de "nutrição emocional". Para que a barbárie fosse reduzida nas relações sociais, foram necessárias altas doses de educação e bastante nutrição emocional aos rebentos dessa nova era, apostando-se, assim, na harmonização básica das constituições sociais.

A Grécia Antiga, berço da cultura ocidental, não conseguiu fazer uma distinção entre o que significava um ser adulto e um ser criança. Os gregos, definitivamente, não perceberam o que era a infância, não a distinguiram, tampouco desenvolveram qualquer política de proteção ou de tratamento diferenciado a ela.

A prova disso é que a prática do infanticídio não era rara no berço da cultura helênica. Um ser só passava a ser considerado como pertencente ao mundo social, ou seja, validado pela sociedade, quando recebia um nome; antes disso, era um pária entregue à sua própria sorte. Civilização tremendamente avançada no direito, na política e na filosofia, mas absurdamente negligente com as crianças.

Já a Idade Média foi uma fase da história muito pesquisada quanto ao papel das crianças na sociedade. Temos, hoje, um vasto acervo publicado acerca desse assunto e, com isso, conseguimos ter bastante clareza quanto à visão que se tinha do ser criança à época medieval.

Os estudos revelam fatos que hoje seriam considerados dignos de um circo de horrores, quanto aos cuidados com os infantes. Crianças tratadas como se fossem animais de trabalho; seres que deveriam produzir até o esgotamento, no intuito de ajudar na subsistência de suas famílias e de si mesmos; crianças consideradas adultos em miniatura, compartilhando os mesmos lugares ou mesmos fatos e situações de modo natural, fossem eles quais fossem, de violência ou de convívio social. Não havia, portanto, nenhum código ético ou moral que discernisse e diferenciasse o trato a elas dirigido.

Conforme já falamos, foi somente a partir da Idade Moderna que a infância foi descoberta, ou melhor, formulada conceitualmente, como uma fase sensível do desenvolvimento humano merecedora de atenções e tratamentos realmente diferenciados. Isso tem muito a ver com a evolução pedagógica ofertada às crianças por meio da institucionalização das escolas. "Lugar de criança é na escola!", eis o chavão que passa a ser o norte dos educadores.

A adolescência, por sua vez, constitui um capítulo à parte nesse enredo; ela só passaria a ter um *status* diferenciado anos mais tarde, já no século XIX, quando a ciência finalmente a compreenderia e revelaria ao mundo a face sensível e peculiar do ser adolescente. Nessa lógica, a adolescência é uma mistura de fenômenos biológicos e culturais, porém, assim como fora com a infância no passado, sendo muito suscetível ao modo de vida de cada sociedade em questão.

A adolescência pôde surgir ao nosso conhecimento justamente em decorrência da descoberta da infância; sem conhecermos a infância, não nos teria sido possível termos espaço para que a adolescência se revelasse.

Há, no entanto, uma profunda diferença entre ambas, infância e adolescência: a infância inicia-se no nascimento e finda na puberdade, por volta dos doze anos de idade. A ampulheta biológica define seu fim. Infância tem, portanto, hora para acabar, dura pouco e passa rápido. É um dos momentos mais lindos da vida, tanto para a criança como para seus familiares, isso quando há amor, empatia e atenção voltada a ela.

A adolescência já não consegue ser tão delimitada assim pela idade cronológica, haja vista ser bastante comum encontrarmos cinquentões que ainda não a abandonaram, em nossa configuração social atual.

O que passou a ocorrer depois do descobrimento da infância foi absolutamente fantástico, um *tsunami* avassalador na modificação dos costumes e das crenças sociais. A criança ganha um *status* central dentro da estrutura social, o mundo passa a girar em torno dela, seu papel na família agora é de protagonismo pleno.

A visão que o mundo passa a ter dela, agora, é a de um ser frágil, demandante de proteção, de cuidados especiais e, sobretudo, de uma atenção voltada especificamente para cada uma de suas fases. Há, neste momento, um modelo de educação devidamente pensado e desenhado para contemplar cada etapa específica desta infância que nos fora agora revelada.

A revolução cultural não parou por aí; entidades governamentais e não governamentais foram criadas para desenvolver políticas específicas de atenção e proteção à infância.

Já no campo científico, a Psicologia se ocupou de estudar as fases de desenvolvimento da criança desde o nascimento até a adolescência, visando desvendar as nuances específicas de cada uma dessas etapas. São criados, na sequência, ministérios de educação, hospitais pediátricos e especialidades médicas voltadas ao tema da infância, escolas e mais escolas, infantários, berçários, e a ideia acerca da função mais importante, ou melhor, a única obrigação que uma criança passa a ter efetivamente, qual seja: estar frequentando uma escola regularmente.

O Estado molda-se à visão deste novo ser que nos fora revelado. A partir de agora, é dever dos governantes oferecerem educação pública de qualidade a ele e às suas famílias; as políticas públicas de educação se projetam na busca dos avanços da pedagogia no intuito de oferecer o que há de mais atual em modelos educacionais às nossas crianças. Eis que o mundo se torna infantil!

O objetivo da brevíssima reflexão sobre a visão que a sociedade possuía acerca das crianças ao longo de algumas fases da história nos conduz a várias questões que inquietam demais quem tem se ocupado da temática da educação parental, tanto no campo clínico quanto no preventivo, em saúde mental.

Se a visão sobre a criança mudou drasticamente ao longo da história, afinal, por que nunca criamos espaços de discussão na sociedade sobre a parentalidade consciente? Por que mudamos o modo de ver, o modo de interagir, mudamos o mundo, a pedagogia, justamente em função das crianças e não mudamos o suficiente a ponto de preparamos os adultos adequadamente para se questionarem se necessitam mesmo ter filhos e, em caso afirmativo, por que não os habilitamos para interações saudáveis com seus rebentos? Será que acreditamos que termos passado pelas nossas infâncias seja o suficiente para aprendermos sobre como interagir com as crianças no futuro?

Por que nunca criamos escolas de pais ou de cuidadores, nas quais possamos aprender e ensinar sobre todas as principais fases que passaremos como pais e cuidadores, e pelas quais as crianças passarão ao longo de seu desenvolvimento? Por que as emoções, considerando que regulação emocional é vista hoje como sinônimo de saúde mental, não são naturalizadas, ensinadas e validadas nas interações familiares, escolares e sociais?

Neste caso específico, temos um vácuo gigantesco ente o tal "chamado" da biologia para procriar e o que o ambiente e a cultura nos oferecem de fato. A empáfia adulta ainda não se curvou à necessidade de aprender sobre funções parentais que não são instintivas, diga-se de passagem.

Nós nos reproduzirmos faz parte da nossa biologia; cuidar dos nossos filhos depende de aprendizagem e de ambiente para lidarmos com essas crianças que se sofisticaram e exigem de nós mais que apenas uma aprendizagem de nível basal. Ainda, criarmos os filhos apenas com as informações que nossos parentes, amigos e profissionais de saúde nos passam é realmente limitado, acaba por ser muito pouco para a complexidade que as nossas crianças atingiram. As dicas das vovós, das titias e dos vizinhos não alcançam a gama de conhecimento que necessitamos ter sobre o que é ser criança de fato, mas são dessas dicas que ainda vive a maioria dos pais.

A ciência mantém-se continuamente trazendo novas informações que precisam ser acrescidas ao arsenal dos pais e cuidadores; nessa lógica, promover conhecimento e informação é promover saúde mental, é evitar as situações de abandono e de violências física e emocional contra as crianças. A cultura não se transformou, não se moldou, ainda, em direção ao que vamos chamar de parentalidade consciente. Precisamos urgentemente reverter esse atraso para minimizarmos os danos aos seres que representam o nosso futuro enquanto espécie.

As estatísticas, sempre elas, revelam-nos que temos sido muito incompetentes no trato com as nossas crianças, apesar de todo o avanço científico e cultural que já atingimos até agora. Aliás, realidade incompatível com o que temos em tecnologia e avanço de conhecimento: *hightech* social de um lado; do outro, Idade Média, no que tange ao trato infantil.

É claro que já avançamos bastante, não sejamos de todo pessimistas, mas se compararmos a aceleração do conhecimento científico-tecnológico à melhora da qualidade de vida das crianças no mundo, estamos comparando um desempenho de uma fórmula um com a velha carroça puxada por mulas. Isso soa deveras discrepante e muito, mas muito inquietante e desconfortável para qualquer pessoa atenta e consciente da realidade presente. Basta apenas um pouquinho de empatia com os nossos seres pequeninos para que fiquemos mexidos diante da nossa realidade atual.

FILHOS: TER OU NÃO TER? EIS A QUESTÃO!

Os índices de violência contra crianças e adolescentes são muito elevados e, com relação a isso, a democracia impera, pois não há grandes diferenciais entre ricos e pobres, escolarizados e não escolarizados, todos são equiparados quando se trata de submeter crianças e adolescentes a negligências, abusos psicológicos, abusos físicos e abusos sexuais.

Se nos fixarmos apenas no quesito abuso físico e sexual, temos índices medianos generalizados a 25% de abusos físicos atingindo a população infantil e 18% de abusos sexuais na população geral de crianças e adolescentes. Agora, pense no número de crianças que não chegam à escola, tanto pela falta dela quanto pela existência de uma educação pífia oferecida a elas em muitos lugares. O que estamos proporcionando a essas criaturas? Qual será o produto final disso tudo? A marginalidade, é claro! E não entenda marginalidade como criminalidade, entenda marginalidade como aquilo que é posto à margem do *status quo* vigente.

Como o leitor entenderia se seu filho fosse privado de uma educação de qualidade? Privado de um atendimento de saúde digno, de moradia decente, de alimentação básica, de vestuário, de lazer, de proteção contra a violência? Nada como o exercício da empatia, colocar-se no lugar do outro, estar na pele do outro para que sejamos capazes de compreender a dura realidade de quem está posto à margem da sociedade.

Seu filho seria, nada mais, nada menos que um marginal, um excluído social, ou, ainda, um ser privado, limitado, pois estaria despojado das ferramentas necessárias para uma adequada inserção social.

O número de crianças nessas condições no mundo, atualmente, só corrobora assustadoramente a tese de que temos falhado de modo muito grave com os nossos pequenos. Os filhos são postos no mundo quase que em uma linha de produção em alguns países. Outro dado interessante é que os mais pobres e com menores índices de escolarização estão tendo mais filhos, já os mais ricos e com nível de instrução mais elevada estão com curvas descendentes de nascimentos. Esse circuito só retroalimenta o sistema do caos e da desigualdade.

Mesmo que não haja nada formalizado quanto ao âmbito das políticas públicas na ordem da instrução parental, temos dados que corroboram que instrução e informação reduzem o número de filhos. Atenção: só lembrando que os ricos também estão sujeitos a submeter os filhos aos mesmos percalços que os pobres; e o oposto também é verdadeiro, os pobres são também protetores, amáveis e empáticos com os seus filhos. Evitemos simplismos no entendimento desse problema.

Em nosso país, então, estima-se que metade das crianças tem os seus direitos básicos violados, o que faz delas verdadeiros párias sociais, ou seja, temos, no Brasil, uma legião de marginais.

O que dizer disso tudo? É evidente que não estamos preparados suficientemente para suprir as necessidades básicas materiais nem, em muitos casos, as emocionais das crianças que aqui estão, mas seguimos na linha reta do "Vamos procriar; sigamos reproduzindo feito coelhos!". Se continuarmos a infestar o planeta de *sapiens* marginais, não esperemos nada muito otimista pela frente.

As desigualdades sociais, juntamente com as invalidações de direitos dos indivíduos, são os principais fatores fomentadores de violência e tensões sociais que desagregam agrupamentos humanos. Socialização desagregada acaba por ferir um princípio elementar de nossa biologia, qual seja: somos a mais social das espécies sociais, e a função da sociedade é a proteção de seus membros. Quebrando o elo social, colocamos em risco a nossa própria existência enquanto espécie, simples assim.

Em suma: mudamos a educação e o modo de tratarmos as nossas crianças, com relação a isso não resta a menor dúvida; todavia, não criamos nada na esfera pública de grande alcance para questionarmos os adultos sobre ter filhos, tampouco para educá-los, se seguirem o caminho em direção à procriação.

Precisamos definitivamente entender que não bastam apenas as melhores escolas para os nossos filhos se nossas atitudes parentais resvalarem em ações tóxicas que podem vir a comprometer severamente um saudável desenvolvimento de nossas crianças. Atenção: atitudes parentais invalidantes não têm nada a ver com não ter amor pelos seus filhos. Dizer a uma criança que é feio sentir raiva do irmãozinho apenas porque ele é seu irmão é uma invalidação emocional e uma negativa de que as emoções são fenômenos incontroláveis, como a sede ou a fome, que fazem parte do nosso DNA. Dizer a alguém que não deveria sentir o que está sentido é, portanto, algo que longitudinalmente pode vir a trazer dano no processo de regulação das emoções.

A ideia de uma escola de pais e de parentalidade consciente nos leva, portanto, a um novo caminho, que nos permite navegar em uma outra esfera, a da prevenção. As ações preventivas em saúde mental, alavancadas a partir da saúde e da educação públicas, terão de nortear as ações políticas futuras desenvolvidas por governantes devidamente comprometidos com o bem-estar social.

Agirmos em direção à difusão do conhecimento e da conscientização da sociedade sobre a necessidade de ações efetivas em direção à parentalidade consciente é algo que estamos devendo às nossas crianças que já estão por aqui e às que estão por chegar. Ofertemos a elas um mundo mais consciente, mais empático e acolhedor, o resultado acabará sendo melhor do que hoje temos por aqui, aposte nisso.

DESCONSTRUINDO A INFÂNCIA

O desencadeamento da gravidez acaba por ativar nos pais o surgimento de novos padrões comportamentais relacionados aos cuidados especiais dirigidos ao filhote que está por vir, afinal, o sucesso individual de cada criança resulta no sucesso da espécie como um todo. Isso ocorre com os humanos do tempo em que vivíamos como caçadores coletores, em pequenos agrupamentos humanos, na dura savana africana, até os dias de hoje, quando um casal habitante de qualquer lugar do mundo engravida, seja no remoto Butão, seja na descolada Nova Iorque.

Somos dotados da forte tendência de nos vincularmos e de nos preocuparmos estreitamente com nossas proles. A magia acontece por meio do que chamamos tecnicamente de apego, que é uma forma de *imprinting*, ou seja, um tipo de memória herdada que dispara quando há a necessidade, por parte do organismo, de dar conta de demandas ambientais previsíveis, como a reprodução, por exemplo.

FILHOS: TER OU NÃO TER? EIS A QUESTÃO!

Por acaso o leitor já se questionou sobre os comportamentos que uma cadela demonstra ao dar cria aos seus filhotes? Ela corta o cordão umbilical, higieniza os filhotes e os aninha para a primeira mamada com uma perícia surpreendente. Então, onde foi que ela aprendeu isso? Em um curso preparatório de gestantes na *pet shop* da esquina? Definitivamente não! Isso é uma memória herdada, que chamamos de *imprinting*. Se preferir, podemos traduzir para o português como "estampagem", algo que está gravado em nossa biologia e que possui a capacidade de nos tornar aptos para as situações cruciais que surgem em nossas vidas, como, por exemplo, lidar com filhotes que não vêm com manual de instruções. Essas condutas operacionais e automáticas são meramente o resultado da seleção de algoritmos operacionais formatados em nossas mentes, não conscientes, ao longo dos milhões de anos da nossa história evolutiva, com o simples intuito de adaptar a espécie ao seu meio ambiente – viva Charles Darwin!

Com o apego é assim, os algoritmos de formação de vínculo disparam quando parimos, levando-nos em direção a uma forma de apaixonamento pelos nossos filhotes – olhem aí a emoção amor em campo novamente. Isso tudo, de novo a trama da natureza, regado a altas doses de oxitocina, o tal hormônio do amor, que nos faz sermos viciados nas pessoas e que atua em prol da união social, que acaba ativando nos cuidadores o botãozinho interno, que já vem de "fábrica", chamado empatia.

A empatia nos torna, com quem gostamos, doces como o mel, ela é a capacidade de nos conectarmos ao outro, e é graças a ela, reforçada com muita oxitocina, que suportamos todas as chatices e renúncias a que nossos filhos nos submetem. Ensinamos empatia para as crianças, em nosso trabalho tanto clínico quanto preventivo, usando a metáfora do *wi-fi*, que nos permite a conexão com o outro, a ponto de sentirmos o que o outro está sentido e, inclusive, inferirmos o que o outro está pensando.

Para que o *wi-fi* funcione, é necessário que o botãozinho interno seja ativado. Assim como acontece nos celulares, você só se conecta a uma rede se o botão *wi-fi* estiver ligado, e, em complementação, a conexão depende também que o outro lhe conceda a senha, para que de fato os vínculos se criem.

No caso dos humanos, o tal botão começa a ser ativado nas relações que o bebê desenvolve, desde muito cedo, já mesmo no útero materno, com seus cuidadores. Para que haja ativação desse botão, é necessário basicamente duas coisas: nutrição emocional e tolerância à frustração. Somente então a empatia começa a mostrar a sua face nas relações com os outros. Ah, e, é claro, tem de haver a tal rede disponível, afinal, ambientes sem empatia tendem a respostas comportamentais não assertivas e tampouco cooperativas por parte de quem habita nesse ambiente. Você jamais conectará seu celular na rede *wi-fi* se não houver rede *wi-fi* disponível, logicamente.

Por acaso você já ouviu falar em mimética? Mímese é a capacidade que um lagarto tem de ficar marrom junto a um tronco de árvores ou verde junto à relva, atributo esperto e favorecedor da preservação da vida reptiliana – olha o Darwin aí de novo!

Nossos filhotinhos chegam ao mundo como se lagartinhos fossem, estão prontinhos para mimetizarem o ambiente onde habitam. Crianças de ambiente cooperativo e assertivo tendem a desenvolver estratégias de interação cooperativas/assertivas, já as criadas em ambientes hostis tendem a estratégias interativas agressivas, como o meio em que vivem.

FILHOS: TER OU NÃO TER? EIS A QUESTÃO!

Quanto a desenvolver a capacidade empática, não é lá muito diferente: ambientes empáticos favorecem a expressão da empatia nas crianças. A empatia traz consigo, depois de ativado o tal botão e com rede disponível para que haja a conexão, importantes funções correlatas que atuam tanto no cuidado dos filhos quanto no processo de pacificação social, são elas: colaboração, compaixão e altruísmo.

Não fossem esses importantes mecanismos, a coesão social iria para o espaço, e isso não seria nada bom para nós, os primatas sociais mais sofisticados do planeta, que somos totalmente dependentes desse sistema. A coletividade ganha força e, em grupo, dominamos a natureza e deixamos os predadores para trás. A coletividade nos permite, ainda, compartilhar recursos, sejam eles materiais, sejam eles intelectuais ou tecnológicos, permite-nos, igualmente, conviver com uma diversidade humana enriquecedora e favorecedora de uniões duradouras, reprodutivas e protetivas, ela gera alianças importantes que acabam por conspirar em favor da robustez social e do processo civilizatório.

A questão que nos intriga, então, a partir de toda a linha de raciocínio aqui desenvolvida, é a seguinte: o que os primevos humanos, aqueles lá da savana africana, consideravam importante (conforme os padrões educacionais do que era realmente importante) que os seus filhos aprendessem naquela época?

A provável resposta envolve a transmissão de informações sobre o ambiente em que viviam, dados sobre predadores e sobre a natureza à sua volta. À medida que iam crescendo e se tornando menos dependentes de cuidados parentais, por volta dos quatro anos de idade, eles passavam a ser cuidados na maior parte do tempo pela comunidade, além, é claro, dos próprios pais.

Nessa fase, eles eram ensinados sobre hierarquia, a arte da caça, da defesa, da coleta, da religiosidade, do processamento de alimentos e demais informações fundamentais à rotina e à manutenção do grupo.

Essa resposta que acabamos de elaborar sobre o que era importante na educação de um caçador coletor não foi produzida a esmo; ainda hoje temos populações indígenas na América do Sul e aborígenes africanos e australianos, as quais são tratadas por antropólogos como fósseis vivos, ou seja, são comunidades com diversos humanos vivendo como viviam nossos ancestrais, ainda bastante apartados de toda a revolução científico-cultural. Desse modo, fica relativamente fácil inferirmos sobre como os primevos humanos se comportavam e sobre o que era realmente necessário que suas crianças aprendessem acerca do mundo do qual, cada dia mais, seriam habitantes representativos, inseridos nele até os seus pescoços. Para chegarmos, então, à resposta acima, não foi preciso nenhuma viagem em uma máquina do tempo, nenhuma mágica, nem bruxaria ou qualquer metafísica *prêt-à-porter*[1] enganadora provinda de uma mente muito fértil.

A descoberta da infância, conforme já vimos, sofisticou muito a maneira como tratamos as crianças. Indubitavelmente, a criança de hoje não tem nada a ver com a criança dos primevos agrupamentos humanos, afinal, as crianças de hoje, habitantes das sociedades tecnológicas, estão vestindo o manto da infância que começou a ser confeccionado lá no século XVIII e foi sendo adornado, a cada ano, com novos adereços científicos reveladores acerca dos seus fundamentos e de suas nuances.

---

1 "Pronto a usar".

FILHOS: TER OU NÃO TER? EIS A QUESTÃO!

Isso nos tira a responsabilidade de não termos mais a preocupação nem os encargos de as ensinarmos a usar lanças para a defesa, nem sobre a arte da caça ou da guerra, tampouco sobre conhecimentos botânicos e de animais, fundamentais às suas sobrevivências diárias.

Hoje nós as ensinamos a empunhar lápis e canetas, e a manusear modernos computadores de tecnologias vertiginosamente mutantes, ensinamos a elas, inclusive, sobre as habilidades necessárias à inserção na sociedade, igualmente vertiginosamente mutantes, e também as ensinamos sobre o que antigamente chamávamos de bons modos ou boas maneiras, incrivelmente, também, vertiginosamente mutantes.

Transformamos bastante o modo de educarmos essas doces criaturinhas, as quais passaram a ter necessidades diferentes (mutantes) e bastante complexas: as habilidades físicas foram substituídas pelas habilidades cognitivas (mutantes, é claro, levando-se em conta a exigência cada vez maior dos currículos escolares pela *performance* cognitiva). Destreza locomotora, leitura de ambiente hostil e pontaria são apenas atributos exóticos de grupos de escoteiros ou aventureiros da natureza, enfim, *hobbies* divertidos que deixaram de pertencer ao escopo das necessidades básicas de quem habita o planeta moldado pelo processo civilizador.

Então, chegamos a um enorme, delicioso e reflexivo paradoxo. Revelamos o ser frágil da criança, revelamos a infância ao mundo, nós a vestimos com o manto sagrado e tradicional do ser frágil e dependente extremo de atenções especiais, moldamos nossos comportamentos e nossas práticas educacionais a este novo e delicado ser, mas, afinal, o que estamos fazendo atualmente, justamente com este carente e sensível serzinho? Estamos desconstruindo a infância? Estamos dando passos para trás, virando as costas para tudo que sabemos sobre o ser criança, sobre o ser infantil?

De um lado, temos uma gama enorme de crianças apartadas das necessidades básicas da infância pelos cenários políticos e econômicos que as tornam marginais, e isso é péssimo, e nos condena no tribunal da negligência, sujeitos à pena máxima pelo abandono dessas almas habitantes do limbo social.

Já no outro lado da moeda, o cenário atual das crianças de famílias de classe média, no Brasil e em vários países mundo afora, aquelas que não são marginalizadas, pois estão abrigadas e protegidas pelos modelos políticos e econômicos que supostamente não as negligenciam, que as inserem e as acolhem, está se tornando um bocado paradoxal e ruma, cada vez mais, em direção ao adoecimento psicológico, com respingos graves no sistema social. Adoecer indivíduos é uma forma de adoecer o social, afinal, onde vivem os indivíduos, onde vivem as unidades?

A partir do momento que a ciência nos ensina que o cérebro se desenvolve em um escalonamento temporal, no qual janelas de desenvolvimento vão se abrindo, e cada nova janela que se abre traz consigo ferramentas com novas habilidades para a criança, e, mais, que capacidades de fazer determinadas coisas, como a leitura, por exemplo, dependem desses níveis de amadurecimento, resta-nos a dúvida: por que estimulamos crianças a desenvolverem habilidades para as quais ainda não estão aptas tão precocemente? A reposta é simples: para adiantarmos os processos de aprendizagem, ganhando tempo com isso e tornando a criança mais prontamente "preparada" para desempenhar as funções futuras relacionadas a seja lá qual for o trabalho que irá desenvolver em nossa sociedade.

FILHOS: TER OU NÃO TER? EIS A QUESTÃO!

Em muitas escolas, por exemplo, o estímulo à alfabetização é cada vez mais precoce; crianças de quatro anos já começam a ser conduzidas a ler. Não estamos falando de familiarização com as letras, mas de uma metodologia de alfabetização mascarada de um sistema lúdico que deveria gerar o interesse natural nas crianças pelas letras. Se sabemos que o cérebro humano atinge uma maior capacidade de simbolização e de representação mental apenas por volta dos seis anos de idade, a pergunta é: por que estamos fazendo isso?

Os pais entram em êxtase quando seus pequenos desenvolvem precocemente essas habilidades, como se isso representasse lá grande coisa. Quando forçamos a criança a habilidades que ainda não estão totalmente maduras, ao nível cerebral, consideramos um ato análogo a forçar uma porta para entrarmos em algum lugar. O que se ganha com isso? Quero ver alguma evidência científica que mostre que crianças que se alfabetizam aos cinco anos de idade possuem alguma vantagem clara em habilidades socioemocionais e cognitivas sobre as crianças que se alfabetizam por volta dos seis ou sete anos.

Nessa lógica, as metodologias de ensino parecem ter desaprendido o que acumulamos de conhecimento sobre a infância e passaram a se tornar bastante exigentes na aquisição de habilidades cognitivas de nossas crianças. Estamos tratando esses pequenos seres, em seus aprendizados, como se fossem atletas que precisam ser preparados para correr uma maratona – e essa maratona, no Brasil, chama-se "entrar na universidade", seja lá qual for o esquema seletivo em voga.

As escolas despejam conteúdos e mais conteúdos sobre os alunos em busca dessa meta; ao mesmo tempo, a sociedade compra e vende um algoritmo deveras falacioso, um verdadeiro canto da sereia. O ensino público está falido em nosso país, qualquer família que se importe com o futuro dos seus filhos junta, à base de sacrifícios, todos os trocados disponíveis para que eles estudem em uma escola particular.

Depois de um resultado favorável na maratona em direção à universidade, as escolas exibem fotos e cartazes de quem chegou lá em *outdoors* e, mais bizarro ainda, na traseira dos transportes coletivos espalhados pela cidade. Acaba virando cobiça parental ter a estampa facial dos filhos chapada na traseira dos pesados ônibus circulantes urbanos. Os pais não deixam por menos: esticam faixas nas sacadas e janelas de suas casas mostrando a todos o agrado familiar pelo sucesso adquirido. O investimento em escolas e cursinhos preparatórios caríssimos acabou por valer o sacrifício de todos.

Mas por que agimos assim afinal? Óbvio: precisamos, primeiramente, fugir do purgatório das escolas públicas simplesmente pelo motivo de sequer chegarmos perto de um ensino de qualidade e, depois, precisamos, afinal, educar nossos filhos com qualidade. Nas escolas, por sua vez, o melhor resultado é medido pelas melhores notas, e as melhores notas não estão, definitivamente, no ensino público.

Então o que faz a qualidade e a excelência na educação? Em geral o bolso familiar determinará a escolha da escola, quase sempre pautada pelo tal algoritmo mentiroso que começa assim: quero que meu filho frequente a melhor escola, pois nela temos o melhor ensino. Quase sempre o título de melhor escola está associado à que mais aprova no sistema seletivo vigente, e são estas, geralmente, as escolas mais caras.

"Meu filho tendo a melhor escola, receberá o melhor ensino possível; tendo o melhor ensino, terá acesso às melhores

FILHOS: TER OU NÃO TER? EIS A QUESTÃO!

universidades; tendo acesso às melhores universidades, terá melhor qualificação; tendo melhor qualificação, ocupará os melhores postos de trabalho; ocupando os melhores postos de trabalho, ganhará mais dinheiro; tendo mais dinheiro, terá mais poder de compra; tendo mais poder de compra será mais feliz!" Eis a mentira das mentiras.

Primeiro que felicidade é uma emoção, e, como tal, é um fenômeno passageiro, de curta duração. Deveríamos reformular corretamente esse conceito e dizer que devemos perseguir o bem-estar, não a felicidade.

Tecnicamente falando, bem-estar é uma pré-emoção, ou seja, não há nenhuma onda ou disparo de metabólicos associados à ativação emocional em cena. Atenção: bem-estar não é neutralidade, e sim a motivação de sairmos da cama pela manhã em direção ao mundo e aos nossos afetos.

Quem busca a tal felicidade vai ficar como o burro atrás da cenoura: tão longe, tão perto. Ficará olhando as redes sociais das pessoas e comparando-as com a sua vida, e se perguntando: "Como eles conseguem ser felizes e eu não?" É o caminho da ruína, aberto por mais uma mentira que nos pregam no intuito de vender uma série de produtos, de livros a palestras motivacionais, todos pseudocientíficos, de como atingir a tal felicidade!

Evidências científicas (sempre elas) nos mostram que a felicidade é ativada a partir do convívio recíproco e gratificante com nossos amigos e familiares, sendo o mais social dos seres sociais em campo. A gratificação via consumo é um fogo de palha que não nutre. O convívio com nossos pares libera oxitocina e nos deixa de bem com a vida! Quanto mais reduzimos o abismo social em busca de uma sociedade mais igualitária, mais peso essa afirmativa possui. Ainda: a felicidade, como toda emoção, quando atingida, é um fenômeno de curta duração. Em nosso palco da vida, as emoções ficam, o tempo todo, revezando-se em cena.

Sigamos nos modelos escolares vigentes em nossa cultura atual. Compare o conteúdo programático das disciplinas que as crianças aprendem na escola de hoje com o conteúdo dado nos seus tempos de colégio. O que você aprendia no sétimo ano, hoje é ensinado, naturalmente, no quinto ano, e assim sucessivamente.

Exorcizamos Piaget, viramos as costas ao conhecimento científico, subvertemos as neurociências e seus achados e, definitivamente, parece que estamos regredindo..., mas, afinal, o que estamos fazendo com a educação de nossas crianças?

E na vida prática e cotidiana, o que isso tudo tem gerado afinal?

Vamos novamente às evidências, uma vez que o mundo real tem nos trazido indigestas verdades acerca de nossas crianças e adolescentes. Por acaso, os índices de automutilação dessa faixa etária da população, principalmente entre as meninas, têm se revelado altíssimos. Comportamentos de se cortar, beliscar-se ou se arranhar até produzir significativas marcas no corpo são considerados pelos especialistas como comportamento parassuicidas, o que quer dizer que são condutas que podem acabar acarretando o ato de se matar, sendo consideradas, portanto, de altíssima gravidade. Isso sem falar no impacto social e familiar de tais condutas.

Vamos adiante: distúrbios de comportamento são, epidemiologicamente falando, cada vez mais corriqueiros. Agressões e insurgências contra os mais velhos e figuras de autoridade flagelam a hierarquia das escolas. Não estamos falando de hierarquia de poder via ameaças, mas da hierarquia adquirida pelo afeto, pela identificação e pelo acúmulo de conhecimento e experiência.

O uso de drogas, álcool e substâncias psicoativas, danosas ao cérebro e à saúde mental, tem iniciado cada vez mais precocemente na vida de crianças e adolescentes – isso sem falarmos das dependências tecnológicas, igualmente danosas, física e socialmente falando. Os níveis de estresse derivado das exigências sociais são cada vez maiores. O número de crianças e adolescentes usuários de psicofármacos só cresce mundo afora, e leiamos isso como um grave sinal. A saúde mental individual parece estar escorrendo pelo ralo da sociedade, e o dano volta sempre à saúde social como um todo.

O suicídio, por sua vez, afetava parte importante da população adulta no mundo todo em um passado não tão distante assim. Com o passar do tempo, ele foi se expressando na população adolescente, a ponto de hoje, pasmem, ser realmente representativo na população infantil. Especialistas do mundo todo têm considerado, alarmados, o suicídio adolescente e infantil como uma epidemia mundial.

Há um seleto grupo de profissionais que não correm risco de desemprego, pelo menos por enquanto. São eles: os psicólogos e psiquiatras, e basta que sejam medianos em seus desempenhos, nem precisam ser expoentes. Se você é habitante do lado em que mora o dinheiro (sem ofensas, tá?) e seu filho frequenta uma escola particular, pergunte sem medo aos seus amigos e conhecidos da escola quantas crianças frequentam terapeutas e quantas fazem uso de psicofármacos.

Os males da vida sempre nos agregam algo de positivo. Diante deste caos, ponto para nós, brasileiros, pois acabamos por naturalizar bastante a ida a um terapeuta, assim como se vai, despido das vergonhas e dos medos de julgamentos alheios, sem a necessidade de se esconder, ao dentista ou ao pediatra.

Nesse quesito, estamos à frente de muitos países com sociedades mais equilibradas socialmente, com modelos econômico e tecnológico mais avançados que o nosso – muito bom para nós. Mas agora voltemos ao ponto: pergunte quantas crianças da escola do seu filho estão em atendimento psicológico; faça isso. Você se surpreenderá, se é que já não saiba do que estamos falando.

Se no século XVIII "descobrimos" a infância com todas as suas nuances, já no século XXI estamos tendo atitudes que parecem ser desconstrutivas, em relação a tudo o que já aprendemos e acumulamos de conhecimento sobre o "ser criança".

De novo as evidências: crianças têm o seu tempo, precisam amadurecer, precisam de estimulação ambiental, de cuidados e atenção emocional, precisam de tempo livre para a ludicidade, para o brincar simbólico, para estar em contato com outras crianças em atividades externas, interagindo com seus pares para uma boa socialização, para desenvolverem empatia e a fundamental capacidade de tolerância à frustração. De onde saíram essas ideias? Principalmente da psicologia do desenvolvimento, respaldada pelas neurociências. Não é, portanto, nenhum modismo midiático.

O que estamos fazendo atualmente com as nossas crianças? Estamos exigindo delas habilidades excessivas, desmesuradas, descontextualizadas, bastante estressantes, estamos cerceando seus tempos livres, suas interações sociais ao ar livre, e as estamos estimulando ao uso excessivo de eletrônicos.

Em nome de que tudo isso? Prepará-las para o futuro mercado de trabalho, sem levarmos em conta que o emprego estará escasso no mundo que virá, e que sequer sabemos que a preparação que elas estão tendo servirá para alguma coisa em suas vidas, pois as necessidades de conhecimento e de habilidades que serão necessárias para os anos vindouros ainda nos são obscuras.

Então, se isso está ocorrendo de fato, podemos concluir que nós estamos esquecendo todo o conhecimento acumulado, ano a ano, desde o século XVIII, sobre o que significa infância e o que significa, realmente, ser criança.

Desaprendemos? Esquecemos? Qual, afinal, é o motivo de tudo isso? Intencional ou não intencionalmente, estamos desconstruindo a infância. Na Idade das Trevas, as crianças sofriam; na Idade da Luz e da Tecnologia, as crianças sofrem. De que nos vale, então, todo esse tanto avanço tecnológico? O certo é que estamos deixando de sermos empáticos com os nossos filhos. Empatia gera empatia; empatia gera harmonia social, e atualmente estamos na contramão de tudo isso em nosso país. O que estamos fazendo com a infância está refletindo no social, não é à toa que estamos onde estamos. Pensemos!

EMPATIA:
A CHAVE DE TUDO

A final, por que todo esse destaque para a empatia? Estamos tratando de mais um modismo, daqueles que, passado um tempo, todos começam a ter ojeriza só de ouvir falar no conceito? Sou e serei profundo defensor, sempre, da empatia, e posso garantir que, com ela, a história de "sair de moda" não é bem assim. Empatia é um bem necessário, devendo ser difundido para a manutenção do nosso tecido social.

Os cientistas mais sérios e importantes da atualidade, que trabalham com comportamento animal e humano, muitas vezes em busca de comparações e analogias entre ambos, oriundos das neurociências e da biologia do comportamento, principalmente, alertam que ou tornamos nossa sociedade mais empática, a partir dos métodos educacionais, ou o processo civilizatório e a estabilidade social do *sapiens* está em severa ameaça.

FILHOS: TER OU NÃO TER? EIS A QUESTÃO!

António Damásio, Jane Goodall, Frans de Waal, para citarmos os principais, são nossos reforços de peso na luta pelo desenvolvimento educacional da empatia. Dalai Lama, religiosidade à parte, tornou-se interlocutor de grandes cientistas da atualidade, além de ter um grande prestígio entre artistas e políticos pelo mundo afora, justamente por ser um dos pioneiros a pregar ações empáticas generalizadas na sociedade. O lema de sua fundação é: "Precisamos educar os corações"; levando-se em conta que a cognição já está sendo demasiadamente trabalhada e o resultado não tem sido dos melhores.

Para entendermos a importância dessa função, que faz parte da biologia humana e de muitos animais, precisamos responder a algumas questões básicas.

O que é? De onde veio? Para que serve a empatia? Ao respondermos essas dúvidas, creio que o conceito será vislumbrado em toda a sua grandeza pelo leitor, e juro que vou ter a esperança de ganhar novos adeptos no time da empatia, que está sempre precisando de reforços.

Vamos às respostas então: a empatia possui uma função crucial para todas as espécies sociais, sobretudo para nós, humanos, a espécie com maior complexidade social de todas. Desde que agrupamentos humanos se formaram, a cooperação, função derivada da empatia, por sinal, junto das alianças políticas, corroboraram para o fortalecimento do grupo e, por consequência, para a segurança de cada unidade que o compõe. Quanto maiores os grupos humanos, mais força coletiva, maior o domínio da natureza e menor o perigo diante dos predadores.

Para que a natureza triunfasse em proveito do sucesso social, não bastava agrupar uma porção de gente reunida em uma tribo. Se você, como membro de um grupo social, só pensa no seu sucesso individual e nunca está disposto a fazer nenhum tipo de sacrifício em prol do outro ou da coletividade, você não é empático e não consegue se inserir no tecido social. Você, provavelmente, usufrui predatoriamente da coletividade humana, é apenas mais uma carta fora do tecido social em busca do bem-estar pessoal apenas, e que se lixem os outros.

Eis a função da empatia: a natureza dela nos dotou para que sejamos capazes de olhar para fora do nosso umbigo. Empatia, em suma, é a capacidade que temos de nos colocar no lugar do outro, sendo capazes de sentir o que o outro sente e de compreender seus pensamentos, e isso alimenta alianças sociais, mantém o tecido social fomentando laços. Não sou e nunca serei a prioridade sempre, há outras pessoas com suas demandas e necessidades, e isso deve ser respeitado socialmente e entendido por qualquer pessoa inserida na sociedade, pelo menos é assim que deveria ser.

Agora, é necessário algo básico para que haja empatia, para que nosso botão de *wi-fi* seja definitivamente ligado: empatia depende de organismos autoconscientes; se você não sentir e entender as emoções em você mesmo, jamais será capaz de sentir e entender o que significa a emoção ativada no outro.

A autoconsciência emocional depende de alguns atributos importantes, que podem e devem ser ensinados, para a maior capacidade de consciência emocional pessoal e coletiva, sendo eles: a aceitação, a validação e o entendimento da emoção como fenômeno de curta duração.

Aceitação é a capacidade de não brigarmos, ou seja, de não tentarmos controlar a nossa emoção ativada. Essa capacidade nos permite ver que não somos diferentes de qualquer outro ser humano por estarmos sentindo alguma emoção específica.

FILHOS: TER OU NÃO TER? EIS A QUESTÃO!

Algo do tipo: ninguém é mau por sentir raiva, mesmo que seja das pessoas que amamos; ninguém é fraco por sentir tristeza; ninguém é covarde por sentir medo, e assim sucessivamente, para cada uma das emoções que chamamos de básicas.

A validação emocional diz respeito à capacidade de avaliarmos se a emoção ativada está coerente com o contexto da ativação, ou seja: diante de tal fato ocorrido, eu tenho todo o direito de me sentir menosprezado e, por consequência, estar sentindo raiva. O oposto seria: creio ser exagerada a forma como estou lidando com um fato que não é tão importante assim. É uma espécie de autojustificativa e autossustentação da emoção.

Por fim, o terceiro pilar da autoconsciência emocional: o entendimento das emoções como fenômeno de curta duração.

Trabalhamos, tanto clínica quanto preventivamente, com metáforas que sintetizam e ajudam a esclarecer esses três conceitos. Uma delas é que as emoções são como ondas – você é o barco, e não a onda –, a onda passa e o barco volta ao normal. Esse simples conceito ajuda-nos muito a compreender uma outra metáfora, que é a de não vestirmos a roupa da emoção, ou seja: a emoção é um fenômeno passageiro, ninguém é o que sente, mas sim a capacidade de sentir; nessa lógica, ninguém é mau por sentir raiva, nem fraco por sentir tristeza, e assim sucessivamente. As metáforas, depois de bem compreendidas, ajudam bastante, não só para que haja a compreensão do conceito, mas também para a internalização e a dinamização da aprendizagem nos processos emocionais, cognitivos e comportamentais ativados em cada um de nós.

A autoconsciência emocional depende da capacidade de tolerância à frustração e ao que chamamos de nutrição emocional, ou seja, ser amorosamente cuidado por seus familiares; e tudo isso se inicia nas relações precoces, desde que nascemos, e que travamos com nossos familiares e cuidadores.

Portanto, você tem de sentir na pele o que é a tristeza, a humilhação, a raiva, o desespero, o medo e todas as demais emoções possíveis, caso contrário, não sentirá o que o outro sente jamais, não conseguirá adentrar na trama do tecido social, não fará parte deste teatro no qual as emoções desfilam e são decodificadas pelos seres à sua volta, com os quais você interage nos mais diversos momentos da vida.

A incapacidade empática, por sua vez, debilita funções sociais e nos coloca como seres que apenas usam do social para obter vantagens individuais, e esses seres têm nome, são os psicopatas, os predadores, os *Tyrannosaurus rex* da espécie humana. Por acaso, nosso país se vê infestado de Tiranossauros nos guiando ao caos social e a um paradoxo tremendo da nossa natureza: vivemos em grupo pela proteção, deveríamos nos sentir protegidos estando em sociedade, mas, em nosso país, quando andamos na rua, estamos hipervigilantes e com hiperexcitação autonômica em demasia, o que nos torna parecidos com um caçador coletor na savana africana, necessitando de atenção plena para não ser predado a qualquer momento. Você sabe o custo disso para a saúde mental humana? Pois bem, a esta altura já deve ser capaz de calcular.

A empatia é o lado oposto do que descrevemos acima, ela traz o respeito e a harmonia nas relações sociais, e o resultado disso tudo é o que já destacamos em vários momentos: a saúde individual e coletiva.

Há algumas outras funções derivadas da empatia que ajudam a cumprir a função de estabilizadores sociais em proveito da coesão e da saúde do grupo, são elas: a cooperação, a colaboração, a compaixão e o altruísmo. Cooperar/colaborar é reduzir o gasto energético de outrem, requer que eu me volte ao outro para ajudá-lo; a compaixão, por sua vez, é qualquer ato que diminua a dor física ou emocional do outro; e, finalmente, o altruísmo, que é quando corremos riscos em prol de outrem, como, por exemplo, ao se jogar em um rio para salvar um desconhecido de possível um afogamento. Aliás, nós, seres sociais, somos programados para sentir uma enorme aflição diante da visão de um membro da nossa espécie correndo sério perigo. Algo em nós se ativa como se fôssemos conclamados a ter uma ação em proveito de quem está em situação de risco.

Todas essas funções têm como ponto de partida a empatia; aliás, elas derivam ter, pois são funções correlatas a ela, conforme já afirmamos anteriormente. Fica fácil de entender o benefício social e coletivo da expressão dessas funções em um agrupamento social. Todas elas operam em prol da harmonia e da coesão social, evidentemente.

A empatia e suas funções correlatas são, em suma, como se fossem engrenagens que conectam nosso sistema emocional individual ao sistema emocional da coletividade, ou seja, a sociedade na qual a comunicação entre os membros que a compõe ocorrerá. A sociedade é o palco, o centro do sistema em que as interações entre os diversos modos emocionais individuais se expressam. A empatia permite, então, que haja maior conexão com os membros do grupo e maior decodificação do sistema de comunicação.

Todavia, nem tudo são flores na natureza; da mesma maneira que temos o botãozinho dentro de nós do primata empático, colaborativo, compassivo e altruísta, em nossa biologia temos, igualmente, o botão do primata xenófobo, competitivo, agressivo e cheio de maldades. O principal é que não podemos nem devemos matar o primata malvado dentro de nós, pois ele tem a função de nos preservar, assim como o primata bonzinho o faz. Suas características bem dosadas são a saúde individual e coletiva das pessoas. Tanto o botão do primata bonzinho quanto do primata malvado estão sujeitos à intervenção ambiental. Queremos dizer, com isso, que as interações primárias de uma criança podem favorecer, devido a um ambiente assertivo e cooperativo, ou a um ambiente agressivo e invalidante, a calibragem de um botão ou outro mais ou menos exponenciado.

Por sua vez, o primata empático possui uma nobre missão, enquadrar o primata malvado na civilização; não o anular, apenas moldar seus métodos de expressão. É o nosso sistema límbico, aquele que gerencia as emoções, que responde às pressões seletivas do aprimoramento cultural do *sapiens*. Vale lembrar que, sem o botão da empatia ativado, o primata malvado nada mais é do que um selvagem não mediado pelas funções que harmonizam as relações sociais; ele é apenas uma carta fora do tecido social, e com ele interagindo de modo egoísta e predatório. Por isso a importância da educação socioemocional para pais e filhos visando a ativação empática como ponto de mediação e domesticação para o primata malvado.

Tem mais, muito mais sobre essa importante função. A empatia é inversamente proporcional a comportamentos agressivos, xenofóbicos, de *bullying*, de exclusão social. Ser empático não é ser babaca e gostar de todo mundo, e se deixar abusar, ser empático é saber dar limites de modo assertivo e, ao mesmo tempo, favorecer a expressão daquilo que chamamos de primata malvado, dentro das regras, dos conformes e dos pactos sociais acerca dos padrões comportamentais aceitáveis e não aceitáveis.

FILHOS: TER OU NÃO TER? EIS A QUESTÃO!

A empatia nos civiliza: se eu não concordo, não aceito, não quero para mim determinadas condutas, não necessito destruir e atacar quem assim se conduz, de modo diferente a mim. Isso vale para condutas sexuais, religiosas, artísticas, culturais e toda a gama de condições que a diversidade humana cultural é capaz de produzir.

Emissores de sinal em funcionamento, botões de recepção ativados, organismos receptores ligados e pronto, a mágica acontece! Assim nos comunicamos com os nossos bebês e em interações sociais múltiplas, com pessoas com as quais convivemos intimamente e até com os estranhos, com quem sequer trocamos intimidades. O interessante é que tudo isso acontece sem que muitas vezes nossa consciência sequer perceba tudo aquilo que está acontecendo, toda aquela complexidade interativa entre seres que compartilham afeto por meio de difusões sinápticas que formam uma verdadeira miríade indecifrável à razão humana.

O surgimento da empatia está diretamente relacionado ao apego entre mãe e filho. Aliás, esse apego é também a célula-mãe do processo social: toda a nossa complexa civilização começou ordenada por uma mãe, seu filhote e a complexidade de relações que se conectam entre esses dois seres. A reprodução forma pares, que une famílias, que forma comunidades, que gera nações, e assim formando o complexo sistema social.

Para os biólogos do comportamento, quando a primeira mãe da natureza se preocupou autenticamente com seu filhote, surgiu a empatia. Tal vinculação, entre o filhote e a mãe, é o que vai resultar no sucesso ou não da vida futura desse filhote; e assim as espécies se preservam, ao se reproduzir e mantendo a arquitetura da vida em voga. A rigor, não sei nem se conseguimos estabelecer uma linha divisória entre o que é empatia e o que é o apego, esta capacidade de nos vincularmos e cuidarmos amorosamente dos nossos filhos, capacidade esta capitaneada por doses imensas de oxitocina bilateral, mãe e filho, concomitante ao ato do nascimento.

Em uma linguagem mais poética, podemos afirmar que nascemos prontos para amar, prontinhos para nos vincularmos a quem nos nutre de cuidados parentais. Tudo isso, sem pieguice alguma, faz da emoção amor a mais linda, construtiva e nutritiva emoção que conheceremos na vida, isso se tivermos o privilégio de termos e sermos pais amorosos e cuidadosos.

Apego, empatia e amor. Esse trio salvará o mundo, obviamente se dermos oportunidade para isso; e, sem a menor sombra de dúvida, a via de transmissão desses conceitos básicos passa pelo sistema educacional parental e das nossas crianças, isso ocorrendo nas casas, nas escolas e na sociedade como um todo.

O QUE SE APRENDE E O QUE SE ENSINA EM UMA ESCOLA DE PAIS?

Reconfigure a ideia de papais e mamães, biológicos ou não, de uniões hétero ou homoafetivas – isso definitivamente não importa –, sentadinhos em carteiras escolares com seus livrinhos abertos à mesa e professores sabichões se revezando lá na frente a despejar conteúdo em verborragias desenfreadas. Definitivamente, não!

A escola de pais é um conceito e, como tal, é itinerante, devendo estar em todos os lugares da cultura, ao mesmo tempo e ao alcance de todos, em uma linguagem fácil, sem jargões técnicos incompreensíveis. Ela até pode acontecer em locais físicos, onde as atividades educativas parentais ocorram em modalidades do tipo *workshop*, mas isso já é uma sofisticação da ideia, o que possivelmente deixaria a proposta original um pouco mais elitizada, já que o foco seriam pais motivados com o tema, disponíveis em tempo, e financeiramente falando.

Traçarmos uma analogia entre educação parental e educação sexual é bastante pertinente. A partir dos anos oitenta, e nos anos

FILHOS: TER OU NÃO TER? EIS A QUESTÃO!

subsequentes, impulsionados pelo fenômeno da AIDS, fomos obrigados a encarar um assunto que costumava ficar debaixo do tapete das nossas salas familiares: somos sexualmente interessados e ativos, só que, de agora em diante, nosso *playground* pode ser mortalmente perigoso; precisamos urgentemente nos prevenir contra isso, precisamos finalmente falar de sexo!

Diante da ameaça de "nossos filhos ou nós mesmos podemos morrer a partir do delicioso ato sexual", fomos obrigados a levantar o tapete e encarar um assunto até então meio constrangedor. Houve resistências, foi desconfortável por vezes, mas cá estamos nós em um patamar em que falarmos de camisinha, hoje em dia, virou algo bem banal.

A temática invadiu as escolas, no início com alguma resistência dos conservadores de plantão, depois passou às televisões, às rádios, aos *outdoors*, aos anúncios publicitários criativos, divertidos, mas, sem a menor sombra de dúvida, informativos, e alertando sobre o alto risco do sexo sem prevenção: "quem vê cara não vê a AIDS", dizia uma das campanhas veiculadas na mídia à época. Para se ter uma ideia do avanço que tivemos: nos dias de hoje fala-se de prevenção e camisinhas com plena naturalidade até nos grupos de jovens das igrejas, creiam! Evoluímos!

Adolescentes do mundo inteiro conheceram finalmente a tal "camisa de vênus", um mito que descobri apenas na metade de minha adolescência, quando eu e uns amigos fomos à farmácia para comprar o tal preservativo por pura curiosidade, e sob o olhar desconfiado do farmacêutico. Vergonha, timidez e muitas risadas nos levou a descortinar aquela embalagem roxa de Jontex e a enchê-la de ar, como se um fosse balão; aquela película que, comparada a tecnologia de hoje, mais parecia um câmara de pneu de tão grossa que era – e pensar em revestir o pênis com aquela coisa chegava a dar arrepios, e era inimaginável para um adolescente no início dos anos oitenta.

Falar abertamente de sexualidade como algo inevitável na vida das pessoas abriu espaço para chegarmos, inclusive, a um dos maiores tabus da sociedade: o abuso sexual. Hoje, temos ouvidos abertos a esse assunto, temos campanhas veiculadas em meios de comunicação, o que nos permitiu evoluir, novamente, para estarmos mais equipados para a proteção às nossas crianças.

Nosso desejo é que a parentalidade consciente atinja o mesmo patamar de discussão e naturalidade em nossa sociedade que o sexo atingiu, e que abordemos o assunto sobre sermos ou não sermos pais além da necessidade de conhecimento básico do que iremos passar ao optarmos pela parentalidade; e que ele transite naturalmente em um futuro não muito distante, diante de nossas ações cotidianas, da mesma maneira que vislumbramos um *outdoor* em uma rua qualquer a nos alertar sobre a prevenção do sexo no carnaval.

Alguns conhecimentos são fundamentais para o escopo básico do arsenal parental; de posse deles e de ações em direção a eles, acabamos por promover atos preventivos de saúde mental. Se a difusão da informação não garante sucesso, pelo menos ela reduz em alguns itens a margem de erro em direção à regulação emocional das crianças; estamos falando, em suma, novamente, de saúde mental individual e coletiva.

Uma escola de pais deve ter como ponto de partida as emoções, sem a menor sombra de dúvida, mas vamos à justificativa dessa afirmativa. Depois da segunda metade dos anos noventa, quando as neurociências, impulsionadas por António e Hanna Damásio, demonstraram a primazia das emoções no desenvolvimento humano, o sistema educacional começou a balançar.

FILHOS: TER OU NÃO TER? EIS A QUESTÃO!

António Damásio escreveu um livro, considerado um divisor de águas na cultura ocidental, chamado *O erro de Descartes: emoção, razão e o cérebro humano* (Publicações Europa-América, 1994). Basicamente eu não "penso, logo existo", mas sim "sinto e logo existo", eis o "erro" de Descartes, conforme os achados das neurociências.

A partir de então, entendemos que o modo como pensamos o mundo e organizamos nosso sistema cognitivo, o sistema da consciência e dos nossos pensamentos, depende do que chamamos de esquemas emocionais de base. Os esquemas emocionais são uma espécie de *software* que vamos construindo na interação com o nosso ambiente, antes mesmo de termos uma consciência mais ampla, e que vão sendo reforçados e delineados, passo a passo, dia a dia, em nossa interação com nossos familiares, nossos cuidadores, nossas referências afetivas, sendo elas boas ou más. Esses esquemas serão a base, o alicerce do desenvolvimento das funções cognitivas e comportamentais; com base neles, construiremos nossa visão de mundo e nossas crenças sobre nós, sobre os outros e sobre o ambiente em que vivemos.

Se as nossas interações com as pessoas que nos são referências na infância não são mediadas predominantemente pelos atributos da consciência, precisamos entender que há outras formas de registros que acabarão por determinar nosso modo operacional futuro, que podemos chamar de memórias emocionais. As memórias emocionais são formas não conscientes de armazenar conhecimento e de dar significado às nossas vivências, enquanto a nossa consciência plena não emerge.

Tendo como base as nossas memórias emocionais, desenvolveremos nossas crenças, que nada mais são que o modo como nos vemos, como vemos os outros e como vemos o mundo ao nosso redor e, somente então, os sentimentos (ou seja, a capacidade de interpretar as emoções que sentimos) atingem o seu ápice.

Nós, os adultos de hoje, não fomos contemplados com educação socioemocional na nossa educação tradicional familiar, tampouco nas nossas escolas, o que resulta, quase que invariavelmente, em algum grau de analfabetismo na compreensão de nossas emoções e na "leitura" das emoções dos outros, por consequência.

A sociedade na qual vivemos pode ser considerada como altamente invalidante das expressões emocionais. Fomos educados sendo coibidos pelos nossos familiares e pelo sistema social como um todo, quando se tratava da demonstração verdadeira das nossas emoções. Vale a ressalva de que as invalidações não eram intencionais, mas sim por ignorância de um conhecimento que a ciência ainda não havia produzido. Algo meio parecido com, no passado, entupirmos nossas crianças de doces inundados de açúcares, o que hoje seria considerado uma negligência parental, mas da qual só viemos a saber depois do que a ciência, sempre ela, revelou-nos sobre os males dos excessos dos açúcares, das gorduras, do sedentarismo e muito mais.

Mas vamos lá, mais uma vez, como sempre, justificarmos o que afirmamos.

Quem nunca ouviu em seu processo educacional que era feio sentir raiva, principalmente de quem amamos? Expressões de raiva manifestas por meninas, então, vinham seguidas de pérolas do tipo "uma menina tão bonitinha, mas tão brava; isso não combina". Raiva é coisa de gente má. Tudo bem, então esperemos das meninas apenas meiguices, qualquer outra coisa mais agressiva não combina com o ser feminino. Já do lado masculino, manifestações de meiguice: "hum, sei não, esse menino não vai por um caminho muito bom" – raiva, em meninos, dá até um certo tom de virilidade; nas meninas o oposto.

Homem não chora, homem não manifesta muito carinho físico por outro homem, definitivamente isso não é coisa de macho. Macho é tosco, bruto e, sobretudo, resistente a dor – ah, e como! –; experimente chorar de dor ou mágoa depois de um machucado físico ou emocional, quanto menor o dano, mais o macho deve resistir, preferencialmente, um macho não deve chorar, isso é coisa de mulherzinha. Ainda por cima, há na mensagem, de modo subliminar, a interpretação de que as coisas de mulherzinha são hierarquicamente inferiores às do mundo da masculinidade.

Por falarmos em atributos dos portadores de pênis, o medo é outra emoção que deveria ter sido riscada do menu emocional dos varões; medo também é coisa de menina, que, provavelmente, dada a sua fragilidade, necessita de um ser masculino que a proteja.

E a emoção tristeza, coitada, ela quase sempre é interpretada como um sinal de fraqueza por parte de quem a sente, de incapacidade de perceber o que se tem de bom na vida. Uma amiga, certa feita, presenteou-me com uma pérola da sua vida pessoal: depois de ter sido abandonada pelo pai, ela ficou residindo apenas com a mãe e a avó e, quando minha amiga manifestava qualquer forma de tristeza, suas educadoras, mamãe e vovó, metralhavam-na com as mais duras palavras de invalidação emocional: "Como você pode ficar triste tendo sua mãe, sua avó, tendo escola, tendo casa e comida? Você é mesmo uma ingrata que não merecia ter o que tem, sabia?". Quando ouvi esse relato, juro que partiu meu coração, o que me fez dar um longo e afetivo abraço em minha amiga.

O nojo também não é lá muito bem visto quando aparece em situações sociais, parece coisa de gente metida a besta, esnobe e elitista. O nojo é apenas mais uma emoção e, como tal, quando se manifesta, é para comunicar algo. Emoções servem para a preservação da espécie, mas, principalmente em espécies sociais, servem para a comunicação entre seus membros; e nós definitivamente precisamos entender isso.

Manifestações de alegria são muitas vezes interpretadas como leviandade ou coisa de bobo alegre, ou seja, não é lá coisa de gente muito certa, séria, ou que respeita os outros. Manifestações de alegria são corriqueiramente coibidas em corporações, grupos religiosos ou escolas, por soarem como falta de respeito ou deboche. Gente de respeito não ri à toa.

Uma curiosidade, na Era Vitoriana, depois da viuvez da rainha Vitória, rir em público, em situações sociais, era considerado desrespeito, era, portanto, coisa de gente leviana. Em alguns ambientes, hoje, ainda parece ser assim, e isso é incrível.

Com o quesito amor, a última das emoções que consideramos como básicas, a coisa também não é nada fácil. Sendo homem, experimente dizer enfaticamente o quanto você ama um amigo homem. Começarão a inferir que o seu armário está começando a se abrir, se é que já não está totalmente escancarado. Isso não é do universo macho, do universo super-herói masculino. Aliás, você conhece algum super-herói gay? Já está na hora de quebrarmos a ideia de que força e superpoderes são coisas de machos. Não me venha falar de *Mulher-Maravilha*[1]

---

1 Uma das super-heroínas mais queridas e icônicas de todos os tempos, a *Mulher-Maravilha* (em inglês, *Wonder Woman*) é uma personagem fictícia de histórias em quadrinhos publicadas pela editora estadunidense DC Comics, originalmente é uma super-heroína guerreira de origem greco-romana, *alter*

FILHOS: TER OU NÃO TER? EIS A QUESTÃO!

ou *Supergirl*[2], afinal, nenhuma delas possui grande relevância no masculino mundo da força e da porrada, pelo menos por enquanto.

Já na seara do amor sexual, quanto mais experiência um menino possui, mais cresce seu *score* no clube dos machos. Já com as meninas, quanto mais vivências sexuais possuem, mais cresce seu *handicap* em outros contextos, os quais prefiro nem comentar. A sexualidade feminina ainda é tratada com profundo desrespeito, em pleno século XXI.

Agora observe o mundo ao seu redor, observe seus amigos e suas relações sociais, e me diga. Quantas mulheres são excessivamente passivas por terem dificuldade de se conectar com a raiva? Quantos homens têm dificuldade de se conectar com a tristeza e ativam a raiva quando deveriam ficar tristes? Quantos homens demonstram desconforto diante de um abraço mais forte e demorado, ou, ainda, diante de elogios a eles vindos, principalmente, de outros homens? Quantos homens possuem

---

ego da Princesa Diana de Themyscira, ilha oculta, também conhecida como Ilha Paraíso, local da civilização de amazonas (como as figuras da lenda greco-romana). Como emissária de Themyscira para o Mundo do Homem, assume o pseudônimo de Diana Prince, identidade secreta que ela adotou para se aproximar da humanidade no Universo DC. Entre os super-heróis, ela era a mulher independente, não menina. Membro honorário da Sociedade de Justiça da América, primeiro grupo de super-heróis a aparecer historicamente nas Histórias em Quadrinhos. Na Era Prata, fundadora da Liga da Justiça permanecendo até hoje.

2 *Supergirl* é uma série de televisão americana desenvolvida por Greg Berlanti, Andrew Kreisberg e Ali Adler, que também são produtores executivos com Sarah Schechter. Teve sua primeira temporada transmitida pela emissora CBS, mas passou a ser exibida pela The CW a partir da segunda temporada. A série é baseada na personagem *Kara Danvers / Kara Zor-El / Supergirl* da DC Comics, uma mulher vinda do planeta Krypton que foi enviada à Terra para cuidar de seu primo, *Superman*, quando seu planeta natal estava sendo destruído. Após viver por anos como uma pessoa normal, alguns acontecimentos forçam *Kara* a se revelar para o mundo, adotando o *alter ego* "Supergirl".

ainda a dificuldade de beijar, digo beijar com muita paixão (não sexual, é óbvio), seus filhos homens ou um grande e especial amigo? Quantas pessoas, homens e mulheres, desfrutam pouco de momentos de alegria, pois imediatamente os associam à culpa, como se fosse errado terem momentos de alegria estando o vovô hospitalizado ou diante de pessoas à beira da fome mundo afora? Nossas religiões de origem judaico-cristã buzinaram isso em nossos ouvidos a vida inteira! Você acha que saiu incólume a isso? Ah, não saiu, não, pois essa ladainha se repetia em casa, nas escolas e nos demais âmbitos da cultura social.

Diante dessas tendências, como conseguiremos ter posturas educativamente saudáveis diante das manifestações de emoções dos nossos filhos, se não entendemos sequer o nosso funcionamento emocional? A educação parental inicia a sua jornada a partir de uma profunda educação e reflexão dos pais acerca da natureza das emoções, principalmente das suas emoções pessoais.

Emoções são fenômenos incontroláveis, tão naturais quanto ter fome, sede ou vontade de fazer xixi. Ensinar emoções é como ensinar a ler; quem é proficiente em leitura e escrita sabe se comunicar, sabe dizer o que quer e também o que não quer. Sabe dizer o que dói em si e o que o deixa bem, sabe buscar conforto quando necessita, sabe dar colo empaticamente ao outro, quando for o caso, e sabe, sobretudo, comunicar-se! Vamos, então, alfabetizar as pessoas emocionalmente, e isso se reverterá em empatia, harmonia e na tão almejada saúde social.

Cada uma das emoções básicas, e suas derivações, possuem códigos de comunicação, assim como os vocábulos e as regras gramaticais, quando estamos tratando de uma língua falada e escrita. A questão é que, em termos humanos, as emoções são uma linguagem universal, sem diferenciação para japoneses,

FILHOS: TER OU NÃO TER? EIS A QUESTÃO!

hindus ou holandeses. Somos todos membros da mesma espécie, sujeitos às mesmas regras operacionais, apenas isso.

Cada uma das emoções que chamamos de básicas (medo, raiva, tristeza, nojo, alegria e amor) possuem códigos específicos de comunicação, assim como uma semântica ou um sentido específico; assim sendo, comportam-se como se fossem uma gramática que possui regras e sentidos em suas expressões.

Qual a semântica de cada emoção? Medo: significa que me sinto desprotegido, frágil, em perigo, ameaçado, sem saída, inseguro e/ou exposto. Raiva: significa que eu me sinto ofendido, violado, injustiçado, desrespeitado, agredido e/ou indignado. Tristeza: significa que eu me sinto perdendo algo, deixado de lado, desprestigiado, desvalorizado, desprezado e/ou não aceito pelas pessoas. Nojo: significa que eu me sinto repugnado, enjoado e/ou recusando algo (antipatia, repulsa). Alegria: significa que eu me sinto satisfeito, prestigiado, valorizado, acolhido, aceito, adequado e/ou adaptado. Amor: significa que eu me sinto protegido, amparado, acolhido, aceito, querido e/ou gostado.

Ao mesmo tempo, cada uma dessas emoções básicas possui uma função adaptativa bastante específica. Podemos traçar um paralelo entre a serventia de cada emoção e as funções de órgãos como o rim, o pulmão, o coração, o fígado. Cada um desses órgãos possui uma função na manutenção das nossas vidas, e com as emoções não é diferente.

- **Medo:** a função básica é a de preservação da vida. Objetiva antecipar o dano físico ou psicológico. Gera o ato reflexo de luta/fuga ou *freezing* (congelar diante do perigo).

- **Raiva:** a função básica é a proteção do ninho, do filhote e do território. Despertada a partir de situações com as quais o organismo se sente "atacado". Socialmente, adquire a função de preservar o *self* (a noção e a consciência do "eu"). As espécies sociais evitam bastante o embate em função do risco promovido; então, quando nos posicionamos frente ao outro, a tendência é evitar o conflito para que se mantenha a paz social. Em uma vivência social, quando nos posicionamos de modo a colocar limite no outro, em alguém que está abusando de nós ou está prestes a se tornar inconveniente ou invasivo, empostamos o nosso *self* e o preservamos. A raiva ajuda na estimulação e na manutenção da autonomia e da autoeficácia do sujeito; em suma: objetiva colocar o limite no outro.

- **Tristeza:** é uma das manifestações da necessidade de cuidado e de atenção lançadas ao meio ambiente em direção às pessoas que nos cercam. A tristeza, em uma medida saudável, permite a reflexão e ativa o processamento metacognitivo, ou seja, o pensar sobre o pensar. Ela nos permite refletir e modificar nossas condutas, nossos objetivos e nossos direcionamentos a determinadas metas que nos retomam ao rumo saudável.

- **Nojo ou repugnância:** deriva da necessidade de evitarmos nos contaminar com coisas deterioradas ou estragadas, a fim de não vulnerabilizarmos nossa saúde. O nojo ativado implica em reações fisiológicas de rejeição, podendo gerar vômitos, como forma de expulsão de elementos contaminados. As contaminações podem ser interpessoais, corporais ou morais. O nojo pode gerar o comportamento de rejeição, de repulsa. Uma das emoções mais influenciadas por questões culturais; frequentemente, sentimos nojo ou repulsa de algumas pessoas por suas condutas.

- **Alegria:** expressa acontecimentos desejáveis para o sujeito tanto a nível pessoal quanto a nível coletivo. Serve como uma forma de equilíbrio contra as emoções desagradáveis. Reforça fortemente vínculos sociais, fomentando, desse modo, a união grupal. O principal ganho da expressão da alegria é a promoção e o reforçamento bilateral de interações sociais positivas.

- **Amor:** emoção fortemente ligada ao apego, com funções importantes adaptativas, como, por exemplo, manter vínculos entre filhotes e cuidadores em uma espécie muito dependente de cuidados ambientais, como é o bebê humano. Posteriormente, o apego transforma-se em vínculo, sendo o momento da difusão da emoção amor, com o qual passamos a ter várias possibilidades de expressão amorosa, com diferentes valências e com a possibilidade, ainda, de termos amor sexual e não sexual. O amor serve para nos reproduzirmos e cuidarmos adequadamente de filhotes frágeis e dependentes, servindo, ainda, para a manutenção de vínculos afetivos e de laços de amizade e familiaridade, o que nos permite a expressão da plasticidade social. E é, também, um importante redutor de estresse.

Cabe salientarmos que tanto a ausência quanto o excesso da expressão emocional, seja ela qual for, aponta para a tendência ao funcionamento patológico. Emoções são saudáveis, desde que operem no limite da capacidade de serem ativadas, reguladas, retornando ao bem-estar, e com expressões comportamentais assertivas e integradas às regras que compõem o conjunto do social como um todo.

Tem mais, muito mais aspectos além do funcionamento e da natureza das emoções que papais e mamães precisam saber. É preciso muito mais conhecimento parental que apenas trocar fraldas, dar banhos ou medicar cólicas e dores de ouvido. Isso qualquer um faz; isso até um cão aprenderia a fazer se tivesse dedos articulados em suas peludas patinhas.

Pais precisam conhecer as fases do desenvolvimento para que se tornem facilitadores na jornada de transição pela qual nossos filhos irão passar, estágio a estágio. Algumas coisas são básicas demais, mas merecem serem ditas mesmo assim. Bebês não falam, você sabia? Incrível, não é? Pois, então, se eles não falam, qual a melhor maneira de nos comunicarmos com eles? Decodificando suas incipientes linguagens emocionais. Todavia, para que ocorra a decodificação, lembre-se: é necessário que haja a tal rede *wi-fi* ativada. Seu bebê tem aquele botãozinho lá dentro dele, e cabe a você, papai e mamãe, ou cuidador, ativá-lo, desde que o botão do papai, da mamãe ou do cuidador esteja igualmente ativado. Empatia é o resultado dessa bela conexão. Empatia é, também, a chave que nos conecta às necessidades básicas desse ser que não fala, mas que expressa as suas demandas em outros códigos de linguagem.

Alguns itens podem ser destacados como realmente importantes para os pais se aperceberem ao longo do desenvolvimento de seus filhos. Desde o nascimento, a tolerância à frustração e à nutrição emocional são os itens mais importantes para ativar o botão da empatia e tornar o bebê, futuramente, um ser imerso na sociedade com todos os benefícios e compromissos que isso gera. Lembremos que, para a mais social das espécies sociais, não existe benefício melhor em termos adaptativos que estarmos totalmente entrelaçados no tecido social.

FILHOS: TER OU NÃO TER? EIS A QUESTÃO!

Vamos, então, à tolerância à frustração e à nutrição emocional como elementos ativadores da empatia e da formação de apegos seguros entre pais e bebê.

A tolerância à frustração funciona como um ativador do botão da empatia no bebê humano, e ela ocorre a partir de pequenas atitudes intermitentes que levam o bebê a se frustrar. O início desse processo se dá por meio de pequenos atrasos de gratificação que irão ocorrer, cotidianamente, na interação entre bebê e seus cuidadores.

Pais de primeira viagem costumam estar hipervigilantes a qualquer sinal diferente que um bebê seja capaz de dar; tudo muito normal, é claro, afinal, a pequena criatura não fala nem vem com manual de instruções. A possibilidade de algo acontecer com o bebê de modo despercebido pelos pais é um verdadeiro fantasma que os assombra. Pais fogem da culpa como o diabo da cruz, por incrível que pareça. Depois que temos filhos, a maldita culpa começa a nos atormentar para todo o sempre, ou seja, a cruz nos persegue incessantemente.

O pior de tudo é que você pode ter dez filhos, e cada um terá um código diferente do outro; todavia, a boa notícia é que o *software* que vem de "fábrica" será sempre baseado no modelo emocional (e isso já significa bastante coisa), apenas as funções é que precisam ser decodificadas pelos intuitivos papais. Quem tiver maior treino emocional é mais propenso, portanto, a ser mais capaz no ato de decodificar.

Então, vamos aos fatos: quando um bebê chora no berço, os pais não precisam ter reações esperadas de um corredor de cem metros rasos: sair em disparo como se o mundo estivesse acabando; ele pode esperar um pouquinho, mas é pouquinho mesmo, assim como a reação não necessita ser imediata, também não abuse em seu retardo.

Faça o percurso até ele de modo normal, talvez até um pouco mais lento que o normal, é até possível que, durante o trajeto entre você e o bebê, o choro cesse.

Tais retardos de reação também podem e devem ocorrer na alimentação. Oferecer comida de imediato ao bebê, sem termos a certeza de que o choro é fome, instiga um processo de gratificação imediata e o predispõe a ser recompensado de pronto e de modo generalizado, diminuindo a persistência comportamental futura. A privação ou o excesso alimentar tendem a se tornar fontes de manejo de ansiedade e tristeza, o que é péssimo, pois emoções devem ser gerenciadas, para que se acomodem, sem a ingestão alimentar ou de substâncias psicoativas.

A reação imediata ao despertar noturno também merece atenção, e há algumas importantes sugestões aos papais. Preferencialmente, não retire o bebê do berço para que seja embalado, acaricie-o deitado mesmo, para que ele volte a adormecer; inclusive, uma não reação imediata diante de um estímulo sonoro produzido pelo bebê durante o seu sono pode fazer com ele volte a adormecer sozinho, o que será o melhor dos mundos, tanto para os papais quanto para o bebê.

Qualquer pronta reação ensina ao bebê disponibilidade absoluta e imediata para ele, e se o condicionarmos assim, quanto mais o tempo passar, menos tendência a tolerar frustração ele terá, mais especial ele se sentirá, menos empático ele será, tendendo a ser uma carta fora do tecido social em um futuro breve.

Tão logo pais e bebês tenham estabelecido um padrão de funcionamento rotineiro, sugerimos que o principal cuidador possa ter alguns pequenos escapes ao longo da semana. Primeiro, porque quanto mais horas passamos cuidando de um bebê, mais tendência à fadiga e ao estresse desenvolvemos. Nesse caso, a quantidade

FILHOS: TER OU NÃO TER? EIS A QUESTÃO!

de horas de convívio acaba por ser, tendenciosamente, inversamente proporcional à qualidade do cuidado.

Os possíveis escapes do cuidador irão depender da chamada rede de apoio, coisa pela qual a configuração reprodutiva humana clama em sua arquitetura básica. Vamos lembrar que o *sapiens* bebê é o mais complexo filhote da natureza e necessita de uma rede de apoio social para que tudo dê certo.

A rede de apoio precisa gerar confiança; podemos e devemos deixar nossos bebês com pessoas que tenham algum nível de familiaridade com a criança: uma avó presente, um tio ou uma babá regular, que seja altamente confiável. Eu não deixaria meu bebê tão novinho apenas com uma babá, sem a presença de um outro membro da família em casa; há algum grau de risco nisso, pode acreditar.

Havendo rede de apoio e confiança, promova saídas não muito distantes e de curta duração: arrume-se para sair, afaste-se por algo em torno de uma horinha, vá encontrar uma amiga ou amigo para um café, vá ao cabeleireiro, cuide-se, invista em um breve momento longe do bebê. A angústia vai ser alta; em geral, os bebês se acalmam em casa mais rápido do que o cuidador que saiu, e essa ansiedade tende a perdurar desde o momento que batemos à porta de casa para sair até a hora que a abrimos, na volta. Essa ação toda acaba por ser um treino de tolerância à frustração bilateral: do lado dos pais, procuramos evitar que eles não consigam estar afastados da necessidade de gratificações constantes ao bebê; já do lado do bebê, ele irá sentir uma pequena ausência do seu cuidador principal, sendo obrigado, com isso, a flexibilizar sua rede emocional de vinculações secundárias.

Lembremos que essas ações ajudam bastante a apertar aquele botãozinho interno, sensível a interações ambientais, chamado de empatia. Com o passar do tempo, quanto maior for a criança, novas frustrações serão promovidas no âmbito familiar e escolar, e vida afora, estimulando e consolidando a capacidade empática e a inserção saudável no tecido social. Atenção: ausências prolongadas por parte do adulto-referência quebram a relação de proteção e segurança da criança com o seu cuidador e geram desamparo, o que não é nada bom para o desenvolvimento emocional dos bebês. Eles precisam de relações estáveis, com elevado nível de constância e, acima de tudo, rotinas que envolvam cuidados essenciais e básicos.

Aqui valem algumas dicas, à parte, relacionadas à nova ordem mundial – o uso e o abuso dos eletrônicos, principalmente os portáteis, na forma de *tablets* ou telefones celulares. Estudos recentes demonstram que os eletrônicos afetam drasticamente o funcionamento de uma criança, desde o dormir até o processo de aprendizagem.

Os jogos eletrônicos aceleram os processos cognitivos, deixam o cérebro em giro de funcionamento elevado, os usuários ficam mais excitados e com mais dificuldade de se concentrar nos assuntos corriqueiros e de relaxar, quando se fizer necessário. A inquietude é uma característica de quem fica exposto de modo prolongado a esse tipo de estímulo.

Outro dado bem recente, e também muito preocupante, diz respeito à emissão de luzes por esses tipos de aparelhos: o feixe de luz é de uma intensidade elevada, podendo levar o cérebro a se confundir na discriminação do ciclo claro/escuro, fundamental ao estado necessário de relaxamento e sono. O feixe luminoso emitido por *tablets* e telefones celulares tende a bloquear a liberação de melatonina, que é o indutor do sono. Não bastassem essas informações, ainda vem coisa pior: eles viciam, isso mesmo, viciam assim como as drogas ou o álcool. Pronto, cuidados novos no controle e no uso desses aparelhos por crianças se fazem mais do que necessários.

Proibir está fora de cogitação, já que eles estão aí por toda a parte e são necessários e fundamentais para a nossa vida moderna. Dose é a palavra de ordem; a hora do dia para se usar é outro fator de fundamental importância. Evitar o uso à noite ou depois da metade da tarde, principalmente por crianças ansiosas ou hiperativas; caso contrário, o preço virá em forma de dificuldade de iniciar o sono, de noites mal dormidas e não relaxantes, gerando um significativo aumento de comportamentos impulsivos e hiperativos durante o dia, além do déficit de atenção, que prejudica a aprendizagem e as interações sociais.

Se você acredita que seu filho está tendo interações sociais, pois está jogando com outros dez ou quinze amigos em um jogo eletrônico qualquer, você está muito enganado. Habilidades socioemocionais, e empatia, inclusive, derivam de interações vocais, olho no olho, contato físico, decorrente de interações e jogos (não eletrônicos) à moda antiga, ocorridos, preferencialmente, na rua ou em espaços abertos.

Temos de ter atenção redobrada para não cairmos na poderosa tentação de, cada vez que meu filho me demanda e eu acho que tenho algo mais importante ou prazeroso para fazer, jogar-lhe nas mãos o maravilhoso e divertido eletrônico. Minha esposa costuma chamar esse recurso de "chupeta da era moderna"; basta ver nos restaurantes, quando famílias com crianças querem conversar entre si ou comer em paz, observamos que cada criança à mesa está "nutrida" de um lindo e encantador *tablet* ou de um telefone celular. Facilita no momento, mas se for uma estratégia permanentemente usada pelos pais, o preço virá loguinho, em um futuro não muito distante. Resolve na hora; complica depois.

O processo de tolerância à frustração está extremamente ligado à capacidade de lidar com limites e de aceitá-los. Constantemente, instigamos os pais a darem limites aos seus filhos; se você não o fizer, a sociedade o fará, e de modo impiedoso. Crianças sem limites não são empáticas e se tornam chatas, desagradáveis no convívio social, e acabam pagando um elevado preço por isso.

É preciso saber dizer não para os nossos filhos, é preciso que sejamos capazes de dosarmos as recompensas; eles precisam entender que, definitivamente, não podem e não devem ter tudo. E esse tudo engloba desde bens materiais até a disponibilidade emocional das pessoas com as quais convivem. Os pais possuem grandes dificuldades de operar limites, pois empaticamente se comovem com o semblante e o comportamento de um filho frustrado, sentem a dor dele e se inclinam a recompensar essa dor, e o pior é que muitas vezes acabam não sendo capazes de sustentar o não.

Vejamos um exemplo: você diz para o seu filho que ele não pode comer biscoitos antes do jantar, pois isso atrapalha a fome dele na hora da refeição saudável – essa foi a explicação que você deu a ele. Ele reage, chora e se frustra, e acaba se moldando ao não. De repente, você ativa uma emoção chamada culpa, que faz com que você acredite que promoveu algo de ruim para o seu filho; vê-lo chorar por algo que ele queria e que não terá é um fato potencialmente doloroso para os pais. Passado o assunto, no momento seguinte, você começa a justificar para ele, novamente, o motivo de não ter permitido que ele comesse os biscoitos; você permite que se ative, por meio da empatia, a decodificação, a leitura da sua culpa, e talvez lá se vai tudo por água abaixo, com relação ao que você queria ensinar a ele. Em uma próxima vez, ele terá maior persistência na tentativa de transgressão à regra, pois sabe que você não tem lá tanta convicção assim acerca da norma que está tentando impor.

Pais parecem ter nascido para sentir culpa, tanto que, muito comumente, acreditam que estão privando seus filhos de algo importante, material ou afetivo, seja um brinquedo que ele quer, seja a presença parental escassa por causa do trabalho. Pais estão constantemente com medo de errar, de vacilar por excesso ou omissão, pais são, tendenciosamente, potenciais pecadores.

A aventura de ter filhos é um processo que acaba nos obrigando a revisitar as nossas infâncias, e isso acaba por ativar em nós as memórias remotas daquilo de que fomos privados em nossas relações precoces com os nossos cuidadores ou, até mesmo, daquilo que tivemos em excesso. Muitos pais são sobreviventes de jornadas de muita privação ou de pouca frustração e, quando passam a ocupar posição na parentalidade, acabam ativando seus esquemas de compensação aos seus filhos, pois sentem que, quando operam os limites, acabam submetendo-os às mesmas experiências dolorosas de suas infâncias, equiparando cenários de dois contextos muito diferentes, mas que assim o fazem pela ativação da culpa.

Cuidado com a emoção culpa na relação com os seus filhos, ela nos leva a reparar coisas que supostamente fizemos de errado. Se você corrigir atitudes inadequadas do seu filho e depois ativar a culpa, porque ele se entristeceu, e você detesta vê-lo triste, a manifestação dessa emoção, por meio de suas atitudes, irá revogar todos os seus atos anteriores.

Diante disso, mantenha uma posição firme quando limitar seu filho com um não, não caia na raia das explicações excessivas depois que a privação foi devidamente aplicada – embora explicar os motivos de um não seja fundamental. A explicação dos motivos da atitude dos pais, feita de um modo objetivo, direto e sem chantagens emocionais, aumenta o grau de obediência das crianças, bem diferente do comportamento de exercer a autoridade baseada no poder: "é assim por que eu quero e ponto; quando for na sua casa, você faz como quiser". Autoridade via poder não ativa empatia, pelo contrário, transmite a mensagem do tipo "hoje eu estou por cima e faço como eu quero; quando você estiver no comando, faça como quiser".

Pais também pedem desculpas quando se excedem ou cometem erros, e esses comportamentos ajudam no desenvolvimento de uma visão realista sobre a família e favorecem o estímulo da empatia. Os pais são adultos, adultos não são seres perfeitos, eles cometem equívocos e devem, sim, pedir desculpas às crianças.

Há uma crença bastante equivocada de que, se os adultos se retratam para as crianças, eles acabam demonstrando fragilidade e perdem a autoridade; muito pelo contrário: pedir perdão ensina a verdade dos fatos; todo mundo erra, e pedir desculpas nos traz de volta ao mundo das regras. "Embora eu tenha falado palavrão hoje, aqui em casa, a regra é de não falarmos esse tipo de coisa, para mantermos o respeito entre nós." Isso é realista e gera, nas crianças, a tendência a repetir esse comportamento.

O curso do desenvolvimento do bebê é pautado por artimanhas naturais favorecedoras de um apego seguro e protetivo. Essas estratégias funcionam como potencializadores do estreitamento da relação entre o bebê e quem cuida dele; seus propósitos são a potencialização e a intensificação dos vínculos e a manutenção dos laços seguros de união. Por isso, a importância do conceito que introduzimos anteriormente, chamado de nutrição emocional, que nada mais é que suprir a criança das necessidades básicas para a sua sobrevivência, como proteção, alimentação e saúde, além do abastecimento de contato físico, com carinho, vocalizações em tons melodiosos e altas doses de amor.

Vamos ao conhecimento de algumas dessas artimanhas naturais em prol do apego. Uma delas ocorre já nas primeiras semanas de vida do bebê, e se chama sorriso de Duchenne, ou sorriso "autêntico". O primeiro sorriso que um bebê produz é nada mais, nada menos do que um espasmo dos músculos faciais. Mas, atenção, esse espasmo está programado para ocorrer; sendo assim, se está programado, é porque há um propósito nisso. Qual seria o objetivo desse sorriso então? O efeito social de um sorriso é indicativo de abertura para conexão e estreitamento de laços sociais. Você já sentiu o efeito no ambiente dos cuidadores quando um bebê começa a sorrir? Sim, é uma loucura seguida de lágrimas e disputas; havendo mais pessoas no recinto, ocorrerá a competição: afinal, para quem ele sorriu? A gratificação neuroquímica que recebemos é intensa, ficamos muito felizes, e essa gratificação emocional só faz crescer os laços entre os cuidadores e o bebê. Aqui entra um efeito que chamamos de *ping-pong* neurobiológico: o bebê que gratifica os seus cuidadores e, por sua vez, melhor cuidado; recebe mais estímulos, se desenvolve mais, gratifica mais quem cuida, é mais gratificado, e assim sucessivamente, em um legítimo *ping-pong* de gratificação que vai e gratificação que vem.

Os mesmos efeitos se reproduzem nos primeiros balbucios, no engatinhar, no andar, no falar, nas manifestações de afeto, na socialização, e por aí afora. Somos a plateia, o fã-clube desses pequenos seres, estamos sempre prontos para a surpresa e para aplaudir cada nova aquisição que eles alcançam.

Por volta de um ano de idade, problemas relacionados ao sono são relativamente comuns. As crianças preferencialmente querem ficar junto aos pais, estar ao lado deles para pegar no sono e até dormir com eles. Elas irão tentar testar esses limites, mas lembre-se: limites são estabelecidos e mantidos pelos adultos, de comum acordo entre ambos os pais.

As crianças precisam dormir em seus quartos, nas suas camas, estando em um lugar de referência na hora do sono, como o "seu" lugar para adormecer. Despertares noturnos são comuns, mas a manutenção do sono no lugar que é o da criança dormir é fundamental para o seu desenvolvimento futuro da autonomia e da autoeficácia. A persistência da conduta parental na manutenção do local de dormir da criança acaba por gerar uma rotina que sistematiza esse processo. O tempo exato para isso depende de criança para criança, mas creia que vale a pena persistir nesse comportamento.

Todavia, dormir eventualmente com os pais não é nenhum ato ilícito, pelo contrário, é gostoso, divertido, mais para eles que para nós, é óbvio; é, também, relaxante e validante de afetos protetivos. Aliás, proteção é tudo que os pais necessitam quando compartilham o leito com seus filhos: chutes, cotoveladas e atravessamentos diagonais na cama muitas vezes podem nos projetar em direção ao chão, e isso sem falar dos possíveis escapes escatológicos. No fim das contas, vale a pena, apesar de todos os riscos em questão.

Por volta dos dois anos, começa a sensível fase do que chamamos de "adolescência da infância", aquele período do desenvolvimento infantil que requer doses elevadas de paciência por parte dos pais e cuidadores e que dura até os quatro ou cinco anos de idade. Nesse momento, ocorrem comportamentos que acabam deixando os pais de cabelo em pé; no entanto, o conhecimento prévio sobre o que virá pela frente, as dicas de manejo, a paciência e a dedicação amorosa nos permite transitar de modo mais tranquilo por esse momento, e até achá-lo divertido, às vezes evitando que o enxerguemos apenas pelo lado difícil, do comportamento birrento e desafiador que as crianças apresentam.

Nesse momento, a criança descobre que existe um universo que precisa ser testado, contestado e experimentado, para que ela avalie a estabilidade e a constância desse sistema externo ao qual está inserida.

Os biólogos do comportamento já nos ensinaram que os filhotes tendem a mimetizar, ou seja, a imitar e a se moldar ao ambiente ao qual estão inseridos. Se o ambiente for constante, tanto melhor para a futura estabilidade e internalização das regras e dos modelos comportamentais desejados. Ambientes assertivos e cooperativos tendem a ter crianças assertivas e cooperativas; ambientes hostis geram comportamentos hostis, e assim sucessivamente.

Ambientes com muitas variações, sem constância, sem rotina, desestabilizam qualquer tentativa de internalização de um modelo comportamental estável e, com isso, há uma enorme dificuldade de internalização de regras. Internalizar regras necessita de estabilidade: regras são sistemas relativamente estáveis e que necessitam de modelos observáveis e imitáveis; ambientes instáveis deixam as crianças como se fossem barcos à deriva, empurrados a cada momento para onde o vento sopra, sem rumo, sem direção.

Nessa fase, que dura dos dois ao quatro anos, quiçá até os cinco, esperamos condutas desafiadoras visando desestabilizar combinações e regras, comportamentos agressivos e birrentos, medos transitórios, seletividade alimentar, e tudo adequado à idade, é claro, seguidos de um certo grau de agitação psicomotora que chega a despertar nos pais a suspeita de hiperatividade por parte dos filhos; afinal, hoje em dia a hiperatividade já caiu no domínio público e todo mundo se atreve a diagnosticá-la sem o menor pudor.

Um dos fatos mais importantes dessa fase é a profusão mais intensa e progressiva da expressão das emoções; o repertório emocional da criança começa a se expandir significativamente, o que faz com que as suas estratégias de interação com o ambiente ao qual está inserida se tornem bem mais sofisticadas e um pouco mais difíceis de serem decodificadas do que quando ela estava em um estágio mais ao nível de um bebê, no qual fome, sede e desconforto eram mais fáceis de serem compreendidos pelos pais.

Uma das emoções mais proeminentes nessa fase é a raiva, ela começa a se presentificar e se intensificar no dia a dia das crianças. A idade já permite a compreensão, ainda que incipiente, do senso de moralidade, do certo e do errado e, consequentemente, dos limites. Mas atenção: os limites necessitam ter um grau de estabilidade, seguidos de condutas parentais que os ilustrem e os sustentem. Limites só serão incorporados depois de contestados veementemente pelas crianças.

Bradar, vociferar, chorar, jogar-se ao chão, arremessar objetos e se descontrolar fisicamente, a ponto de tentar agredir alguém próximo e, às vezes, até se autoagredir, são comportamentos prováveis que demonstrarão profunda insatisfação e desgosto relativos à frustração promovida pelos pais. Isso tudo não só é normal, como também previsível nessa fase do desenvolvimento.

Os pais passarão, com certeza, vergonha e muitos constrangimentos, pois esses comportamentos irão ocorrer nos mais diversos contextos, do público ao privado, em casa, na escolinha, no parquinho e, para o desespero geral dos pais, nos supermercados e *shopping centers*, e com um grande público assistindo. A primeira coisa que vem à cabeça dos constrangidos papais é: "Vão achar meu filho mal educado, mimado.". E aonde essa sentença os levará? À culpa, é claro! "Vão pensar que não sabemos educar nosso filho!" A culpa deriva da emoção medo, ou seja, teremos medo do julgamento que os outros farão de nós e de nossa capacidade parental. Não se constranjam, pois os filhos dos "outros" também fazem assim – a menos que um sistema de coerção tão grande incida sobre eles a ponto de os tornarem adultos em miniatura em sua conduta. Isso pode custar caro ao futuro deles, acredite.

Geralmente, o gatilho desses arroubos é precedido por um "eu quero" ou, o oposto, "eu não quero". Essas palavras revelam que a criança deseja ditar as regras, ou melhor, ela pretende impor a total ausência de normas em suas interações com seus pais e seu ambiente, quer fazer o que quer, na hora que quiser. E se não houver uma força que se contraponha a isso, assim será.

Durante a fase da birra, não grite, não converse, não olhe para a criança, não expresse espanto, medo ou qualquer outra emoção vulnerável para que a criança veja. Cesse a atenção, dê as costas, saia do ambiente, espere ela chorar e berrar por alguns minutos (desde que se encontre em um local seguro, é óbvio); não a deixe muito tempo sozinha e depois volte com alguma proposta que gere nela algum grau de distração, pergunte se ela quer vir ao seu colo – em caso afirmativo, seja carinhoso, pergunte se podem se acalmar agora; não volte ao tema que gerou a birra, ainda não é hora de falar sobre isso. Se resultar em calmaria, ótimo; mas se ela voltar a se agitar, volte com ela ao quarto e a deixe só por mais alguns instantes, diga a ela que voltará quando ela se acalmar. Repita a operação quantas vezes forem necessárias.

Havendo agressão física por parte da criança, direcionada aos adultos ou qualquer outra pessoa, inclusive a outras crianças, contenha-a fisicamente, não deixe que ela machuque ninguém, nem a si mesma, tampouco destrua algum patrimônio. Se ela persistir na agressão, isolem-se em uma sala com chave; se ela esmurrar a porta, diga que só a abrirá quando ela for capaz de se acalmar. Se chegar a esse nível, recomendo que, passada a tempestade, você seja capaz de relaxar e tentar achar algo de engraçado nisso tudo. Não é fácil, mas vale a pena tentar.

Uma atitude agressiva da criança direcionada aos pais, seja o ato de bater, seja de dizer coisas, como, por exemplo, "odeio você", "sai daqui", "quero que você morra", sempre surpreende os pais negativamente e os joga, para variar, na reflexão culposa: "O que estamos fazendo de errado?". Ato contínuo, vem a tristeza de ser agredido por um ser a quem dispensamos as mais altas doses de dedicação e de atos amorosos. Quanta ingratidão!

Abandone a culpa e a ideia de ingratidão. A agressão direcionada a você não tem nada a ver com desamor ou ingratidão da criança para com você, tem, sim, relação com uma emoção chamada raiva, derivada do ato que frustrou a criança, que precisa ser regulada e adaptada às normas vigentes do ambiente ao qual vivemos, e que para a criança é tudo uma grande novidade. Imagine uma panela sem tampa que, quando começa a ferver, joga tudo para fora. Assim é a experiência da criança com as emoções primevas; ao longo do desenvolvimento, as emoções vão se tornando mais agudas em suas expressões, começam a "ferver" e jogar tudo desorganizadamente para fora. Imagine que as suas atitudes e o ambiente à sua volta irão colocar, ou não (ainda depende de termos atos saudáveis em nosso manejo com nossos pequenos), a tal tampa na panela.

Agora entenda o seguinte: a tampa não lacra hermeticamente as emoções, isso seria antinatural e (por que não dizer?) ridículo, impossível, e nos faria explodir. A tal tampa tem mecanismos de escape, quase como se fosse a válvula de uma panela de pressão, que liberará mais "vapor" (reação emocional) ou menos "vapor" conforme a pressão interna e o calor (ambiente) que o gerou. Agora que você entendeu por que é que pode relaxar, que não é nada pessoal, vamos evoluir e nos preparar para a adolescência; ali o chumbo será mais grosso, aguarde.

Há uma outra emoção que também apresenta sua face mais aguda lá por volta dos três aninhos de idade, e que também contribui para que os pais não compreendam o que está se passando e se atrapalhem bastante com isso, havendo, ainda, a possibilidade de repercussões a longo prazo na história da criança e na interação com sua família: estamos falando do nojo. Já descrevemos a função e a importância do nojo neste capítulo; no entanto, precisamos entendê-lo de um modo bem mais amplo e operacional, quando surge na vida da criança.

É muito, mas muito comum mesmo que os pais reclamem que desde que a criança começou a alimentação sólida, ela comia legumes, verduras e frutas com regularidade, e aí tudo começou a mudar lá por volta dos três anos de idade. O padrão alimentar da criança começou a se modificar, seletivamente, e a preferência se voltou para alimentos mais secos e mais sólidos, em detrimento de alimentos mais moles e aquosos, como são as frutas, as verduras e os legumes.

O principal responsável pela mudança na preferência alimentar infantil e que enlouquece os papais se chama nojo. "Antes, meu filho comia brócolis todos os dias; agora, ele não só não come, como odeia os inocentes brócolis." Essa poderia ser perfeitamente uma fala de um pai ou de uma mãe aflitos com a mudança no hábito alimentar de seu filho. Acontece que, por volta dos três anos, as papilas gustativas começam a se tornar mais aguçadas, com maior capacidade de discriminação e percepção quanto ao que colocamos na boca. As crianças iniciam um processo mais sofisticado de degustação alimentar e, graças à emoção nojo, elas estão mais atentas ao que levam à boca; aliás, isso é fundamental para as suas capacidades de discriminar alimentos malcheirosos, com aparência estragada e com gosto desagradável. Isso é adaptação na biologia, e essa é exatamente a função básica dessa emoção. Ela está em cena cumprindo o seu papel de modo exemplar, e precisamos, definitivamente, entender isso para não desenvolvermos ideias equivocadas em relação ao que está ocorrendo com os nossos filhos.

O conhecimento do processo fará com que entendamos que aquilo tudo é transitório; o desconhecimento do processo invariavelmente nos leva a grandes estresses, e a criança pode começar um grande e perigoso processo manipulatório do comportamento parental a partir da via alimentar. As refeições podem virar uma arena de punições, ou, quiçá, de gratificações desnecessárias e perigosas na interação entre pais e filhos.

Os pais começam a enlouquecer achando que a qualidade alimentar do que os filhos comem ou deixam de comer vai afetar o percentil de peso, de crescimento, chegando às raias de um estágio de desnutrição profundo que os levará ao terror de o filho ter decréscimo cognitivo, não desempenhar na escola e ter um futuro pouco promissor, tudo por causa dos brócolis, e afins. Cuidado: isso é puro desespero; é passageiro, confie. Em mais de vinte anos como terapeuta de crianças, já assisti a esse filme inúmeras vezes, a ponto de já saber o texto que será dito pelos pais em consulta de cor. Se os pais são vegetarianos, veganos, naturalistas, então, aí o desespero pega mais forte ainda. Imagine um filho de vegano amar *nuggets*? É o apocalipse!

Voltando aos pobres brócolis... experimente-os bem devagar, deguste-os, eles são aquosos, na mastigação, tornam-se pastosos, de gosto sutil, melhor tolerados com flor de sal e um bom azeite extravirgem. Seu filho antes comia sem a consciência degustativa que o nojo está agora lhe proporcionando. Lembre-se: as emoções, quando começam a aflorar, fazem-no de modo intenso, agudo; então, ele vai estranhar – ah, vai! –, vai refutar, negar, cuspir, odiar. Não tenha chiliques, aceite o processo, e tudo passará.

Quanto mais você insistir, mais ele vai jogar com você. Quando estiver mais crescido, ele verá as pessoas da casa comendo aquilo, fica natural. Faça com que ele se envolva no preparo; nada mais estimulante para uma criança que comer o produto de seu próprio esforço e trabalho, isso gera orgulho nela, isso a deixa engajada.

Tenha em mente que, quando éramos os tais habitantes da savana africana, os alimentos mais raros eram os ricos em gorduras, sais e açúcares, e hoje os temos em abundância, graças à indústria alimentícia, à agricultura e à pecuária em larga escala. Isso explica por que, quando temos fome, em geral, pensamos em comer esses tipos de alimento. É mais provável que você salive diante de um doce, de um salgado ou de uma costela tenra em uma vitrine de restaurante do que de uma alface, e o desejar ardentemente, diante de uma quitanda. Nosso organismo tem memória evolutiva, por isso prefere esses alimentos, o que nos deixa propensos, inclusive, a nos viciar neles, haja vista a obesidade, nos dias de hoje, matar tanto ou mais do que a própria fome no mundo. Mais um dos grandes paradoxos e dilemas da cultura humana.

Há uma maneira bastante fácil de se avaliar a saúde mental de uma criança, que não requer nenhuma sofisticação diagnóstica aprendida em bancos acadêmicos. Criança tem brilho, tende a ser feliz; o botão da alegria é calibrado para cima, elas já nascem assim, é a idade que o regulará para baixo, lamentavelmente. Crianças se distraem facilmente, gostam de gostar das pessoas, elas se divertem e riem com facilidade, são criativas e ligeiramente agitadas, e propensas à bagunça. As crianças são regidas pelo princípio do "eu quero algo que me divirta". Crianças cinzentas, opacas, aquelas que apresentam desânimo, desinteresse, contidas emocionalmente, oprimidas, excessivamente medrosas ou dependentes da presença de um cuidador estão fora daquilo que é esperado do comportamento infantil e necessitam de uma atenção especial, aí, sim, de um diagnóstico de um terapeuta devidamente especializado.

Bagunça é a palavra de ordem, entre no jogo, brincar ajuda no vínculo, na internalização das regras e, por consequência, do estímulo à empatia. Guerras de travesseiros, lutinhas, castelos, cozinhas, piadas, tiradas perspicazes, escatologia do tipo falar de xixi, cocô e pum, tudo faz parte do roteiro da comédia. Meninos, então, adoram esse assunto, e o pior é que é difícil não rir depois de um pum seguido de gargalhadas do autor, com aquela cara mais linda que a natureza lhe deu; haja força para resistir à risada. Nossa tendência é a de sempre acharmos nossos filhos lindos, e você já sabe disso, obviamente.

O pior é que, quando rimos de coisas que podem gerar desconforto ou constrangimento social, reforçamos para a criança a ideia de que aquilo foi supimpa e aí, sim, estamos ferrados. Como discriminar, depois, onde pode e onde não pode ocorrer aquele tipo de comportamento; por outro lado, como não achar engraçado? Eis o dilema; mas, no fundo, criança alegre é tudo de bom, é saudável, mas precisa ter alegria com limites, segundo os passos que descrevemos anteriormente, senão teremos apenas monstrinhos alegres, teremos o capeta e, no caso, como diz um brilhante amigo psiquiatra da infância: "O Diabo Veste P". A falta de limites fará da vida de todos um caloroso inferno.

Entretanto, se a bagunça for excessiva, necessitando de limites imediatos, a criança será capaz de responder a uma postura mais forte de um adulto que coloque nela restrições, com toda a certeza, pois terá recursos para isso, em função de vivências anteriores, para as quais o limite lhe foi imposto e, o seu botão da empatia, estimulado. Portanto, brinque, aceite algumas idas além do limite, mas não vá muito longe para não perder o rumo; no caso, use o pulso, imponha-se e tudo se resolverá.

No terreno do amor, também teremos algumas reações bastante significativas e memoráveis, da mesma maneira que ocorre com as outras emoções que já descrevemos. As vivências serão muito expressivas e precisam ser degustadas como momentos que não voltarão no tempo. No entanto, é necessário que sejam bem compreendidas pelos pais, para que tais experiências não sejam conduzidas e interpretadas com conclusões equivocadas sobre o que está ocorrendo.

É importante evitarmos que esses momentos sejam vividos com algum grau de atrapalhação parental, caso contrário, cenas riquíssimas viram pó e lá se vai uma era perdida, levando junto conexões desfeitas e mal-entendidos que talvez não se esclareçam jamais e poderão refletir negativamente no futuro das relações familiares.

O amor é diferente das outras emoções que descrevemos, pois ele é o princípio de tudo, a matriz, a origem do universo do ser humano, o embrião da vida em sociedade, a nossa mais profunda essência. É justamente o amor que nos faz ser alucinados por nossos filhos, que nos faz renunciar a ponto de, muitas vezes, priorizarmos eles acima de tudo, em um ato de autorrenúncia profundo, e não consciente sequer.

Acredite que, neste exato momento em que estou sentado confortavelmente escrevendo este capítulo, estou sendo chamado, ou melhor, intimado a brincar com o meu pequeno de apenas quatro anos de idade.

Agora, então, renuncio ao trabalho, que por sinal estava sendo muito prazeroso – e nem sempre é assim, às vezes é bastante penoso –, para brincar de parque dos dinossauros. Vamos lá, renunciar é a ordem do dia! Afinal, é sábado e não é dia de escola; eu tenho filhos, a mamãe está viajando e estou sozinho no pedaço. O final de semana requer uma dose extra de renúncia e acaba sendo a oportunidade de convivermos de modo diferente, quebrando a rotina dos dias de escola, fazendo aquilo que a organização repetitiva do dia a dia não nos permite.

"Vamos dividir os dinossauros entre nós (a divisão foi profundamente desonesta, os dinos melhores ficaram todos para ele; para mim, sobraram os que necessitavam de reparos, embora eu lhe tenha proferido um protesto, solenemente ignorado)

FILHOS: TER OU NÃO TER? EIS A QUESTÃO!

e vamos arrumar um local para eles morarem no (imaginário) parque dos dinossauros", assim me ordena o pequeno tirano. Arrumo cuidadosa e carinhosamente um lar para o estegossauro com o rabo quebrado, decoro-o com palmeiras e pedras, e lá vem ele com "esse dinossauro não pode estar aí; tira as árvores e as pedras". Além disso, quando saí do meu computador para brincar com ele, coloquei um som ambiente, e ele logo sentenciou: "Hoje não é dia de música!". Pronto, minha vontade é de vociferar: "Não sou seu empregado, seu arrogantezinho de araque! Brincar juntos não é assim; cada um escolhe o que fazer com os dinossauros que dividimos ditatorialmente, afinal, foi justamente por isso que os dividimos. Você quer brincar e eu quero ouvir música junto da nossa brincadeira. Qual o problema nisso, afinal? Cada um deve ter autonomia para escolher o que fazer, e a decisão individual de cada um de nós deve levar em conta o respeito ao outro – que você não está tendo nem um pouquinho, aliás, seu autoritário! Todos nós possuímos direitos humanos e de cidadãos assegurados pela ONU, proclamados no ano de sei lá quando…". Aí, eu me lembro: ele tem apenas quatro aninhos! Meu amado! Alguém me tiraniza, e ainda acho bonitinho. Socorro!

Por trás desse discurso imaginário, não proferido e apenas ensaiado na cabeça, há um papai frustrado, um papai que foi tirado do seu brinquedinho bem na hora que ele estava curtindo para entrar no despótico parque dos dinossauros. Aqui, temos uma lição: papai deve ter tolerância à frustração e empatia para perceber que finais de semana são prioritariamente vividos em família; afinal, há demandas de convívio dos filhos com os pais que somente podem ocorrer nesses momentos de folga. Então, brincar de dinossauros e renunciar à tarefa que você estava adorando fazer é a melhor coisa do mundo, um verdadeiro sonho de consumo (ironia e sarcasmo), não é? Sabe o que é o mais bonito nisso tudo? A insistência dele pela minha presença na brincadeira. Isso é o mais puro, delicado e encantador AMOR!

Pulando dos quatro para os quatorze anos, a situação demandante é outra, embora a emoção em cena seja a mesma, o velho e gostoso amor. Isso mesmo, você entendeu bem: eu tenho um filho de quatro e outro, dez anos mais velho, de quatorze anos de idade. Sempre me perguntam, quando falo sobre eles, se é um de cada casamento. Não são! Pergunta seguinte: "Foi descuido?". Não foi! Foi o mais puro desejo somado à possibilidade de expandir nossa intimidade colocando o amor por um novo ser em nossas vidas – minha, de minha esposa e de meu, então, único filho, igualmente desejoso disso. Favorecendo esse contexto, havia um intenso e enorme amor por minha esposa; caso contrário, jamais embarcaria em uma nova jornada gestacional. Que fique claro que o desejo de meu filho mais velho de ter um irmão não pesou em nada na nossa decisão, minha e de minha esposa, de termos um segundo filho. Jamais daríamos de presente um irmãozinho só pela demanda de um filho, isso seria muito injusto com ambos, e conosco também; aliás, esta é a essência deste livro, qual seja: a da parentalidade consciente.

Voltando ao meu filho mais velho..., ele acorda bem cedo para ir à escola; como tem quatorze anos, já organiza sua rotina sem a necessidade da nossa supervisão. Isso teoricamente, é claro, pois muitas vezes furos acontecem: despertadores não tocam, há perdas do horário do transporte, esquecimento de material para a aula, negligência com as tarefas de casa e as provas..., mas já nos acostumamos com isso por aqui, afinal, cada um tem as suas peculiaridades, como diz uma certa canção da nossa MPB: "cada um sabe a dor e a delícia de ser o que é[3]", e sabemos bem a dor e a delícia desse convívio.

Então, quando tudo corre bem, ele desperta sozinho e se arruma, e faz o seu café da manhã sem o menor problema. Seu desjejum predileto requer um certo tempo de preparo, que ele dispensa, por preguiça e para evitar atrasos, ou melhor, mais atrasos. Sua comida predileta de manhã é feita "à perfeição", segundo as palavras dele, pelo seu pai; neste caso, eu. Serei gentil e incluirei um bônus a este livro: a receita do que ele chama de "café continental feito à perfeição" – adoro essa expressão, "à perfeição"; se bem que às vezes desconfio que é um comportamento puxa-saco, para que eu acorde mais cedo e prepare o seu café. Estão vendo? Os pais tendem a se confundir na hora de decodificar alguns sinais que os filhos emitem.

Mas vamos ao continental do meu filho: pão de forma tostado nos dois lados, com manteiga; isso deve ser feito na frigideira e no fogo controlado, pois torradeiras não conseguem deixar os dois lados do pão moreninhos e sequinhos o suficiente. Atingido o estado ideal do pão, colocamos duas fatias de muçarela sobre ele e o abafamos na frigideira com uma tampa; depois, colocamos presunto. Enquanto isso, um ovo está sendo preparado em uma frigideira bem pequena, daquelas que deixam o ovo perfeitamente redondinho, apenas untada com um fio de azeite extravirgem, em fogo baixo, e também abafado por uma tampa, para que o processo seja bem lento – mas a gema deve ficar molinha e escorrer quando perfurada pelo garfo do desejoso comensal. Depois, colocamos o ovo em cima do pão e... tudo está à perfeição! Há variações recentes, com

---

3 Música *Dom de Iludir*. Compositor: Caetano Veloso.

bacon crocante e sequinho no lugar do presunto, mas já chega, não vamos entregar todos os meus dotes culinários.

Na última vez que levantei e o surpreendi com o café feito, à perfeição, ganhei uma cara de surpresa inesquecível, um abraço emocionante e uma manifestação de amor que deixou os dois com os olhos marejados. Isso são expressões agudas da emoção amor!

Quanto mais velhos, é provável que usem manifestações amorosas para manipular e obter ganhos; com os pequenos é menos arquitetado, menos cerebral, mas também ocorrerão manobras manipulatórias. Se os pais conseguem exercer a função de dar limites e de frustrar na hora certa, se são conectados e conhecedores do funcionamento de seus filhos, saberão discernir manobras manipulatórias, bem como lidar com elas, quando for necessário.

Essas demandas, que os filhos nos sinalizam, como a do parque dos dinossauros e a do café continental, são muitas vezes mal interpretadas pelos pais como tentativas de controle do comportamento do adulto por parte dos filhos. Muitos pais acham que é dependência emocional, e daí para fora, visões negativas e equivocadas daquilo que são momentos agudos da expressão amorosa.

Muitas vezes, dominados por ecos educacionais deseducativos, com relação às emoções, os pais interpretam as aproximações amorosas dos filhos como fraqueza, dependência ou, ainda, como manha, no intuito exclusivo da manipulação parental, do ganho individual por parte deles.

É claro que se você fizer todos os dias esse tipo de agrado, aquilo se tornará instituído na relação de vocês, logo a ação perde o valor e ninguém ganha nada com isso, mas muita calma: ceder aos caprichos dos filhos, de vez em quando, é muito gostoso e não tem nada de mais, será apenas uma oportunidade de compartilharmos, possivelmente, muitas gratificações que deverão ficar estampadas, como fotografias, nas memórias dos pais e dos filhos, por toda uma vida. Torço para que, quando adultos, eles se lembrem com carinho: "meu pai brincava de parque dos dinossauros comigo" ou, ainda, "meu pai de vez em quando me surpreendia de manhã cedo, antes de eu sair para a escola, com um café 'à perfeição'" (adoro mesmo essa expressão). Para mim, é garantia de lembrar para todo o sempre.

Precisamos de atenção para não colocarmos as nossas crianças em um molde; temos tendências de comportamentos esperados para cada faixa etária, no entanto são apenas tendências, cada um de nós interage de modo absolutamente diferente com o seu ambiente, o que, de uma certa maneira, torna o comportamento humano deliciosamente imprevisível. Para os pais, entender que cada filho é um sistema diferente do outro é um conhecimento de ouro. Naturalmente, os pais tendem a generalizar condutas educativas para os seus filhos, "se funcionou para um, funcionará para o outro", porém, na vida real, isso não é nada correto.

A verdade é que somos incrivelmente diferentes: um filho ser mais apegado aos pais que o outro não o faz dependente emocional; um filho ter mais medos que o outro não o torna um covarde que não vai ser capaz de enfrentar a vida e os desafios que virão pela frente; um filho ser mais autônomo do que o outro não o torna mais frio, distante emocional, ou menos empático com o mundo à sua volta, e assim sucessivamente.

Assim como cada membro de um casal é um complexo sistema com demandas e necessidades diferentes, com valores e visões de mundo diversificados, com anseios, preocupações, otimismos, pessimismos, expectativas e rotinas diferenciadas, nossas crianças também o são. Receita de bolo, definitivamente, não serve para educar, mas, obviamente, conhecer os processos e estar prevenido para aquilo que provavelmente virá é diferente de enxergar as crianças como se fossem todas iguais; e isso tem sido a essência do que temos trabalhado até agora com muita insistência neste livro.

Nessa linha, de cada um é de um jeito diferente e que cada um tem dentro de si um universo único, surge uma equação geralmente complicada de ser resolvida: equalizar a conjugalidade com a parentalidade. Quando alguém engravida, seja de fato ou simbolicamente, à espera de uma adoção que logo se tornará realidade, nasce uma nova função, chamada parentalidade.

Antes, um casal era apenas a união de quem decidiu partilhar a vida um com o outro, o que já não é simples, levando-se em conta que temos a necessidade de harmonizarmos os nossos enredos de vida, para que viver juntos valha a pena de fato. Depois, quando a espera de uma criança para ser alocada na união desses dois universos acontece, surge-nos mais um complexo desafio, o de lidarmos de modo igualmente harmônico com a chamada parentalidade que, em suma, significa: agora vocês deixaram de ser apenas um casal; vocês continuam sendo um casal, porém se tornaram PAIS, passaram a ser um casal com um filho!

Os papais precisam aprender, então, a diferença entre a conjugalidade, ou seja, a vida de casal, e a parentalidade, a vida de ser pai e mãe, independentemente da consanguinidade ou do tipo de união hétero ou homoafetiva, na vida operacional de uma família. Esses papéis coabitam, mas devem ser diferenciados no dia a dia do funcionamento operacional de vivência com as crianças.

FILHOS: TER OU NÃO TER? EIS A QUESTÃO!

Crianças são bombas explosivas que desmantelam relacionamentos quando os pais, atuando na parentalidade, não falam a mesma língua. A sensação que tenho é de que elas foram diabolicamente treinadas para identificar os pontos fracos que existem na comunicação de um casal, as fendas, as rupturas e as incertezas entre ambos. Quem as treinou, o capeta em pessoa? Claro que não. Ele não teria tempo para isso. A magia acontece pelo fenômeno chamado empatia. Lembram que ela é como o *wi-fi* que conecta as pessoas umas às outras? Então. Crianças, quando conectadas empaticamente com seus pais, decodificam, por meio da linguagem não verbal, a ambivalência parental com relação a determinados assuntos, e é justamente assim que a "mágica" acontece, não é paranormalidade, acredite, é biologia, é ciência.

Nessa linha que estamos seguindo, a recomendação é que evitemos aquela clássica cena na qual a criança pede algo para seu pai, algo do tipo "posso comer um chocolate agora?" e o papai responde com "fale com a sua mãe". Já imaginou que a criança pode chegar ao local onde está sua mãe, falar qualquer coisa com ela e sair comendo o chocolate? Pois, então, seria algo engraçado e de acordo com as recomendações do papai, não haveria nada de supostamente "errado" nesse contexto.

As orientações para as crianças devem ser claras. Se, por acaso, o pai não decide nada em casa sozinho, o que não é nada bom, por sinal, que pelo menos ele seja claro na orientação passada à criança. Algo do tipo: "vamos ver se a mamãe não acha ruim comer um chocolate agora".

Pais, individualmente, precisam ter um certo grau de autonomia para decidirem sobre coisas que não tenham elevado grau de importância na vida da criança, caso contrário, temos um sistema engessado, estando de um lado um poderoso, que decide tudo, e do outro, um passivo que acata todas as decisões o tempo todo.

Filhos irão nos testar o tempo todo, já sabemos disso e não há nenhuma novidade até agora, no entanto, estejamos preparados. Como terapeuta, ao longo desses anos todos atendendo a crianças, adolescentes e suas famílias, orientava os pais da seguinte maneira: quando você discordar de alguma decisão de seu parceiro ou de sua parceira, morra abraçado com ele ou ela na frente de seu filho e deixe para "brigar" depois; isso mesmo: brigar é a palavra de ordem. Brigar mantém relações longitudinais; não fosse isso, não clamaríamos por mudanças e tomaríamos o rumo da porta para irmos embora. Brigar é reivindicar, o que demonstra vontade de mudar para ficar. Atenção: brigas têm regras, não valem baixarias, agressões físicas, dedo no olho, chute na canela; brigue e discuta empaticamente, evitando o ataque ao outro. Atacar o outro só vai fazer com que ele acione as suas defesas e seus contra-ataques. Tenham brigas construtivas, sejam cuidadosos.

Um dia, quando meu filho mais velho tinha uns onze anos de idade, ele me pediu para usar um dinheiro que tinha ganhado dos avós, devido a uma data especial, da qual não me recordo, para comprar esses produtos virtuais contidos nos jogos eletrônicos e que melhoram a *performance* dos jogadores. Coisas como diamantes, gemas ou armas não recebidas enquanto se joga, mas que empoderam demais o jogador, melhorando significativamente as suas qualidades. Caça-níqueis, falando abertamente, armadilhas para as nossas crianças gastarem muito dinheiro, seduzidas pelos seus jogos prediletos.

Estávamos no carro, apenas eu e ele; eu o havia pegado na escola, quando ele lascou sua nova cobiça: "Pai, posso usar meu dinheiro para comprar uma *skin* (roupa com poderes) nova para mim? Para isso, preciso do seu cartão, pois a compra é feita no jogo, direto no computador". Perguntei a ele quanto custava aquela coisa virtual, a qual eu tinha dificuldade de entender, afinal, pagaríamos por algo não físico, para ser usado em um jogo. Quando ele me disse o valor da brincadeira, achei um absurdo, cheguei a achar que ele estava enganado, o que me fez dizer a ele o seguinte: "Vamos chegar em casa e falar com a mãe para saber o que ela pensa disso".

A resposta foi rápida, como uma reação de defesa ou ataque, como se estivesse reagindo a algo no seu jogo eletrônico: "Hum, bem se vê quem manda lá em casa; você não decide nada sozinho". Jogo baixo. Respirei fundo e fingi elegância: "Filho, coisas importantes são decididas entre mim e sua mãe, combinamos assim.", seguido de um desprezível "eu sei bem" da parte dele.

Traduzindo para uma linguagem bem clara: ele me chamou de banana, de mandado pela minha esposa. Ele não precisava ter sido tão cruel, afinal, para que me jogar na cara a dura verdade? Brincadeiras (ou não) à parte, ele estava me desafiando para obter ganhos, estava me manipulando a seu bel prazer, visando egoisticamente apenas o que lhe interessava, e que o resto que se lixasse.

É assim que as coisas acontecem e é exatamente por isso que a parentalidade tem de estar afinada; caso contrário, a cisão, a ruptura entre o casal irá beneficiar transgressões, manipulações e um desvio abrupto de uma educação em direção à empatia, isso sem falar no fomento às desavenças do casal.

Educação não empática, só para lembrarmos, resulta em problemas de interação social imediatos, confusões que se iniciam pela socialização escolar e vão por aí afora, ganhando o rumo da generalização desordenada das condutas, nos demais contextos sociais.

Há muito mais no desenvolvimento de uma criança do que trabalhamos sumariamente neste capítulo, porém a intenção não é encher o saco dos pais com uma montanha de informações, como se os tivéssemos preparando para serem especialistas em infância. Objetivamos apenas que sejam pessoas informadas, razoavelmente, sobre o que é uma criança, como funciona e quais as consequências de termos que conviver com ela.

Quando nos comprometemos a difundir um pacotinho básico de informações sobre se vale ou não a pena ter filhos, sobre o que virá de um convívio com crianças, caso você opte por ter filhos em sua vida, estamos facilitando um processo que visa acarretar menos estresse e que pode beneficiar a saúde social individual e coletiva.

Lembremos novamente do nível de conhecimento atual das pessoas sobre a consciência alimentar ou sobre prevenção nas condutas sexuais; ninguém reclama de estar enfastiado de informações sobre esses dois assuntos. O processo ocorreu de modo lento, insidioso, natural, até que sabermos e nos precavermos do excesso de alimentos prejudiciais ou termos consciência do uso de prevenção no ato sexual se tornou natural. Pense em algo assim quando tratamos de ter ou não ter filhos e de com eles conviver. A este assunto, damos o nome, tecnicamente, de parentalidade consciente.

O desejo é que sejamos capazes de evoluir em direção à parentalidade consciente, para que a crueldade com as crianças deixe de constar no nosso desconfortável menu social. Está mais que na hora de desenvolver uma consciência necessária de ações mais incisivas de proteção efetiva às nossas crianças.

A tal esperança de um mundo melhor para todos, inicia, justamente, nessa fase da vida chamada infância. Embarquemos nesta

FILHOS: TER OU NÃO TER? EIS A QUESTÃO!

ideia: resgatemos a criança que habita em nós e sigamos em direção ao esperançoso futuro melhor, dando às nossas crianças o nosso melhor, com condutas de empatia generalizada às pessoas, à natureza e a todos os organismos vivos merecedores de nosso cuidado e respeito. Esse é um processo que podemos iniciar individualmente em nossas casas, bastando querer.

TENHA FILHOS E SE DELEITE: A INFÂNCIA DURA POUCO, MUITO POUCO

A infância acaba; dura por volta de doze anos apenas. Isso mesmo, apenas. Você irá lastimar e sentirá muitas saudades, pode acreditar, principalmente quando se deparar com a adolescência, aquela fase difícil de transição entre a infância e o tornar-se adulto, e que requer elevadas doses de paciência por parte dos pais. Na adolescência, o suposto filho adulto tenderá a se comportar como criança, por muitas vezes, diante de responsabilidades não cumpridas; por outras, ele se ofenderá por não lhe darmos total autonomia em alguns assuntos de adultos, pois, afinal, ele já não é mais criança. Haja paciência então.

Um dia, eu estava com quarenta e poucos anos e lembro como se fosse hoje: acordei em uma manhã de sábado, olhei para a palma da minha mão e não conseguia obter foco; aquilo me deu um desconforto brutal, afinal, não conseguir ter nitidez ao olhar a própria mão não é nada bom. Na busca por explicação, procurei meu médico oftalmologista,

FILHOS: TER OU NÃO TER? EIS A QUESTÃO!

e ele me disse, sem dó nem piedade, que era normal da idade, e ainda se permitiu rir sadicamente ao me dizer que era apenas o começo – "muito mais virá pela frente", sentenciou com um prazer mordaz. Daquele dia em diante, entendi que eu precisaria de óculos para a leitura de livros e demais textos miúdos: bulas de remédio, cardápios de restaurantes e textos como aqueles contidos em embalagens e que nos deixam à beira de uma crise de raiva quando necessitamos efetivamente ler o que lá está escrito e não conseguimos.

Conto esse fato, aparentemente nada a ver com o assunto, pois com a infância do meu filho mais velho (o outro ainda está nela) aconteceu a mesma coisa. Um dia, acordei com a sua presença em meu quarto me acordando em uma manhã, coincidentemente de sábado, e percebi de imediato, em razão da sua forma de falar, de sua altura e de seus traços do rosto: ele já não é mais uma criança! Desconforto foi a reação inicial, seguida de melancolia, um tipo de luto (na via oposta, claro), uma boa dose de orgulho, pois ele havia se tornado um rapaz…, mas parecia ter ocorrido tudo de uma hora para a outra. "Onde está meu menininho?", pensei. Ele sumiu, e doeu em mim.

Por isso, destaque essas informações em sua mente, tome ciência disso e tenha seus momentos especiais. Claro que não é o tempo todo que momentos fantásticos ocorrerão, mas não deixe que as oportunidades passem, levadas pela rotina cotidiana, pois nossa memória costuma ser mais atenta para aquilo que dá errado do que para aquilo que nos dá prazer. Precisamos educar nossa atenção para o que nos é delicioso, caso contrário, tudo de bom tende a passar batido, e lá se vão ladeira abaixo nossas relíquias, como se não tivessem existido, desaparecidas em um universo paralelo de memórias ao qual jamais teremos acesso.

Deguste as experiências – o termo se adapta bem ao exemplo, pois degustar requer foco de atenção naquilo que estamos momentaneamente vivendo, seja um vinho, um cheiro, uma comida, seja um toque de alguém que amamos ou qualquer outra coisa que nos deixe conectados e lúcidos sobre o que está ocorrendo. Deguste as vivências com seus filhos, foque neles e no que o momento está proporcionando a você.

Fique atento, perceba as falas, as expressões faciais impagáveis, os gestos e a criatividade enquanto se divertem brincando; aproveite, deleite-se muito, além disso, permita-se ativar a criança que há em você também, para brincar bastante com aquela criança que você fez ou que você escolheu para estar em sua vida. Agora, não se puna se você não consegue se infantilizar nunca, ou de vez em quando, não se preocupe mesmo, afinal, ninguém precisa ser necessariamente infantil para tocar o coração de uma criança, há vários caminhos para chegarmos a ele, o importante é conseguirmos a conexão. A metodologia de um adulto criativo pode trazer a criança para perto de si, desde que consiga transformar o seu universo atraente a ela.

Adultos conseguem trazer as crianças para o seu mundo com muita criatividade. Se você é um *chef* de cozinha, instigue a criança a ajudá-lo, e isso serve para qualquer profissão: artistas, advogados, médicos, dentistas, pedreiros, marceneiros, motoristas; crianças tendem a achar o mundo do adulto encantador, tendem a admirar o que seus pais fazem. Se você permitir a aproximação e gerar na criança a curiosidade, você estará formando uma conexão para lá de especial com ela, permitindo que a ludicidade apareça sem que você necessite sair do "seu mundo", e abrindo caminho para que ela se orgulhe daquilo que você faz e, por conseguinte, de você também. Isso será delicioso para ambos, e tem tudo para fazer parte

FILHOS: TER OU NÃO TER? EIS A QUESTÃO!

daquele caderno de memórias armazenado para todo o sempre em nossas cabeças, memórias estas do nosso universo acessível.

Anote tudo o que for possível, que você achar relevante, meigo e divertido, não confie na memória. Depois, quando eles forem mais velhos, vão adorar ouvir as histórias e pedir que você as repita inúmeras vezes. Registre em vídeos, preferencialmente curtos (hoje os celulares facilitam muito as nossas vidas nesse quesito), fotografe também; nesse caso, fotografe sem pudor, exclua o excedente depois, se necessário. Sempre que os filhos protagonizam nossos registros, acabamos tendo dificuldades em excluir, mas tente, ou deixe assim mesmo, tenha um HD externo com bastante capacidade de armazenamento, deixe tudo lá, que vale muito a pena; reveja de vez em quando na companhia deles.

Tenham filhos. Quando as crianças são compreendidas, amadas e desejadas, elas ativam as suas magias internas, e o encantamento aparece logo a seguir; a gratificação retorna na forma de um prazer poucas vezes sentido na vida, o prazer de perceber um olhar interativo de uma criança expressando gratidão por ser amada e protegida é um dos fenômenos incomensuráveis desta vida. As crianças motivam as pessoas, elas promovem uniões improváveis, elas renovam esperanças, elas nos colocam na direção de sermos melhores, mais compassivos, menos agressivos, mais disponíveis, menos egoístas, mais motivados, menos acomodados, e ainda nos conduzem a revisitar as nossas infâncias, naquilo que havia tanto de melhor quanto de pior.

Coisas deliciosamente malucas acontecem. Comecei a me dar conta, quando meu primeiro filho nasceu, que todo mundo um dia tinha sido criança, que, por mais chato, ranzinza ou hostil que alguém pudesse ser, aquela pessoa fora um dia um bebê, e isso é tocante e gera compaixão e complacência pelo outro, principalmente se pudermos olhar para o outro e nos interessarmos em conhecer um pouco mais sobre a sua história, seus martírios, seus amores e suas frustrações, e sabe-se lá mais o que na composição nesse mosaico humano que cada pessoa é.

Duvidei de minha sanidade mental, não que isso seja de todo raro, mas me achei esquisito quando, ao andar de carro pelas ruas, ainda sob efeito do meu bebê recém-nascido, olhava de um jeito estranho para todos os transeuntes imaginando-os bebês, com suas famílias – parecia mesmo coisa de louco. Que histórias teriam sido aquelas?

Se pensarmos que muitas crianças tiveram um calvário, longe de ser uma merecida infância, como deveriam ter tido, isso dói muito; crianças não deveriam sofrer, mas isso nos ajuda a ver os adultos machucados que habitam o mundo aos bandos, por aí afora.

Costumamos dizer, na área da saúde mental, que, por trás de adultos difíceis, há crianças feridas. Isso faz todo o sentido, pois tendemos a nos adaptar ao ambiente onde vivemos, mimetizando-o, imitando-o. Assim, nossas primeiras experiências ficam estampadas em nosso cérebro emocional e saímos mundo afora atuando do jeito que nos fora ensinado, intencional ou não intencionalmente; a busca pela adaptação é amoral, não visa o bem, não visa o mal, visa apenas se adaptar. Se pensarmos assim, isso ajuda a explicar muita coisa. Crianças não deveriam nunca sofrer, pois tendem a levar o sofrimento por toda a vida; o exorcismo de um passado sofrido é difícil, haja recurso emocional, haja terapia.

Hoje, acho gente que não tem filho e que demonstra intolerância a crianças um verdadeiro porre. Veja bem, não estou falando de não se ter paciência com crianças mal-educadas, sem

FILHOS: TER OU NÃO TER? EIS A QUESTÃO!

limites e desagradáveis. Essas demonstram, via de regra, a falta de pais operadores de limites, e não são mesmo toleráveis no seu modo de interagir com o mundo. Também acho que há lugares que não foram feitos para crianças e que há situações que são apenas para serem vividas entre adultos, sem que crianças nos chateiem, no entanto, adultos intolerantes a crianças "normais", que acabam por falar alto às vezes, dar corridinhas pelo espaço físico e gargalhadas, irritam-me profundamente, principalmente depois de ter me tornado pai. Dá vontade de perguntar para eles se nasceram grandes e elegantemente educados, pois no mundo há crianças, há carros na rua, há animais por aí, há chuva, há sol, e assim é a vida. Não gostou? Cai fora! Olha, eu nunca fiz isso, que fique bem claro; essa é aquela parte da vida que fico entre o que eu desejaria dizer e o que digo, ou me calo, de fato.

Comecei a ficar preocupado em incomodar os outros, pois sabia que havia muita gente intolerante e chata por aí. Logo que um filho começava a se exceder em comportamento, o que é normal (crianças com sono ou questões outras ficam bem chatinhas), sempre procurei me afastar para não incomodar e não me incomodar, igualmente, com possíveis olhares críticos dirigidos à minha família.

Uma amiga me contou algo engraçado, que aconteceu quando pegou o primeiro voo com o seu bebê: depois de entrar na aeronave, acomodou seu filho e logo em seguida começou a distribuir bombons aos passageiros à sua volta, pelo possível incômodo que o bebê poderia causar durante a viagem. Isso é muito engraçado, o comportamento de minha amiga. Embora um bocado exponenciado, é uma conduta muito comum em pais, principalmente de primeiro filho. Nós não queremos ser chatos com os outros.

Então, sintam como nossos filhos tendem a nos tornar mais atentos aos outros, mais preocupados com o bem-estar de outras pessoas, inclusive o nosso, a partir da fusão empática e intensa que eles promovem conosco. Eles parecem nos projetar para a conexão com o mundo lá fora, como se fosse uma difusão mais ampla do sinal da empatia. Claro que, sempre que digo isso, falo de pais conectados com seus filhos, não aqueles tipos que não estão nem aí para eles, que vivem a vida com o mínimo ou nenhuma disposição de cuidar e se preocupar com alguém, sem nenhuma disposição de abandonar seus desejos egoístas e auto-centrados, por um minuto sequer.

Uma outra amiga (tenho várias) me contou uma história bem bacana sobre isso. Depois de ter tido seu primeiro filho, deu aquela primeira escapada com o marido para um bar, relaxar era a meta, e lá estavam eles tentando desopilar, longe pela primeira vez do seu bebê, quando, de repente, adentra o bar uma garota por volta dos vinte anos com um recém-nascido pendurado naquele canguru que os pais usam para deixar as mãos livres, sentar-se à mesa com uns amigos e começa a se divertir. Minha amiga, to-mada por uma empatia enorme por aquele bebê, sem falar nos hormônios ainda por se acomodar, levanta-se, contrariando seu marido, e se dirige à menina, dizendo: "O que você está fazendo aqui com um bebê recém-nascido?". Ela respondeu: "Ah, eu não tinha com quem deixar!"; minha amiga, dona de uma inteligência e uma astúcia raríssimas de se encontrar, fuzilou: "Tem sim com quem deixar, e essa pessoa é você; esse é o nome do filme, vá para casa!". A menina levantou chorando, e se foi. Adoro essa história! A maternidade e a paternidade não toleram crianças em vulne-rabilidade, a empatia transborda a ponto de tomarmos atitudes intempestivas, como fizera minha amiga. Voltamos, novamente, ao nosso ponto central: a importância da consciência parental; pais desconectados não se encaixam na terminologia "pais".

FILHOS: TER OU NÃO TER? EIS A QUESTÃO!

Quase como um ato egoísta, voltarmo-nos empaticamente aos outros nos garante maior estabilidade em nosso sistema familiar. Costumamos usar uma metáfora, mais uma, em nosso trabalho clínico e preventivo: os comportamentos são como um bumerangue; tudo aquilo que você lança tende a voltar para você. Lançou hostilidade, receberá de volta hostilidade ou medo; lançou colaboração e cordialidade, a tendência é voltar para você reações cooperativas e harmônicas. Socialmente falando, chamamos a isso de "efeito bumerangue". Em suma, ao dar o melhor, você tende a receber o melhor; o ato colaborativo pode, incrivelmente, ser, na origem, um ato egoísta.

Outro fenômeno complacente e empático associado a sermos pais, e que nos toca profundamente, mas profundamente mesmo, é quando nossas crianças, em suas inocentes visões de mundo, começam a tentar entender e a elaborar o conceito inevitável de todos morrermos; a morte é inerente à vida. Um lindo, divertido e triste roteiro começa a ser escrito nesse momento, com as ideias mais incríveis e poéticas do criativo e inocente mundo infantil. O cérebro infantil é científico, ele quer explicações e explicações, ele criará até que sua mente se sinta saciada pelas justificativas, sejam elas criadas por ele mesmo, sejam criadas pelos seus pais, ou uma mistura das duas coisas.

Meu filho mais velho me fez chorar quando me explicou seu modelo da morte, lá pelos seus quatro aninhos de idade. "Papai, quando a gente morre, a gente fica transparente, voa por aí, pode morar onde quiser, ver todo o mundo, mas é triste ver vocês de longe e não poder tocar."

Recentemente, fui presenteado pelo meu filho mais novo, também aos seus quatro aninhos, com sua explicação para a morte. "Pai, os dinossauros não existem mais, né? Só tem os ossos agora, né?"

Digo que sim. "Ah, então eles moram hoje junto do Papai do Céu, né?" Faço cara de paisagem. "Ah, quando eu morrer eu vou para junto do Papai do Céu, né?" Mais cara de paisagem. "Peraí! Então, eu vou encontrar os dinossauros... (pausa dramática)." Mantenho a cara de paisagem e ele, a cara de horror, afinal, deparar-se com dinossauros não estava no seu roteiro. Nesse dia, estávamos eu, ele e meu filho mais velho em uma pizzaria; tanto eu quanto meu primogênito enchemos os olhos de lágrimas diante de sua linda e poética "descoberta" e, ao mesmo tempo, da nossa finitude, que nos inquieta e que jamais explicaremos. Só nos restou ouvir e nos calarmos diante de nossa infinita ignorância e impotência; mas as lágrimas foram impossíveis de se conter, além da vontade de "amassar" aquela doce criatura e de cobrir ele de beijos.

Assim ocorre com todas, absolutamente todas as explicações que as deliciosas crianças criam; é tudo lindo demais. Mais uma do meu filho mais velho: lá por volta dos cinco anos de idade, ele criou um original modelo dos sonhos – lembrem: as crianças precisam explicar; explicando, entendem; entendendo, internalizam o conceito; internalizando, aprendem; aprendendo, aplicam-no no mundo, e assim a vida acontece. "Os sonhos são assim, papai: temos muitas figurinhas dentro das nossas cabeças, e tem um tipo de uma roda gigante com prendedores que, cada vez que ela gira, ela pega lá em baixo as figurinhas e traz elas para cima; as figurinhas são as coisas que acontecem nos sonhos, são as coisas que existem no mundo, por isso é sempre diferente e muito estranho." Uau, nesse momento, eu teria lhe dado um Nobel; nem Freud foi tão criativo!

O pequeno, por sua vez, explicou-me por que chove, e isso foi apenas cinco dias atrás: "Existe chuva porque os restaurantes recolhem a água, limpam ela, botam nas garrafas e vendem para nós". Mais um Nobel, por favor!

FILHOS: TER OU NÃO TER? EIS A QUESTÃO!

Meus filhos são uns gênios! Na verdade, não apenas eles, as crianças são geniais, todas elas, sejam de onde for, de qual etnia forem, religião, região, com limitações, sem limitações. Se nos permitirmos ter a humildade de escutá-las, de senti-las, de amá-las e, principalmente, de aceitá-las verdadeiramente como são, sejam elas como forem, veremos o surgimento da genialidade criativa diante de nossos olhos. Mas atenção: olhos, ouvidos e, sobretudo, corações abertos; assim, a magia acontecerá, sem a menor sombra de dúvida.

Diante dos momentos difíceis de nossas vidas, em geral, ficamos autocentrados, preocupados em resolver coisas que sequer têm solução, ou que requerem apenas a aceitação e a elaboração da informação com a acomodação semântica. Geralmente, nessa hora, não imaginamos que crianças podem ter algo a nos dizer, e eis a surpresa: momentos para os quais a vida não nos preparou; essa vida que surpreende pelas alegrias, surpreende também pela dor.

O que pode ser melhor do que receber aquele abraço que dura segundos, mas que parece congelar o tempo enquanto está ocorrendo, tudo isso acontecendo enquanto brincamos de zoológico no tapete da sala e me encontro despedaçado por infortúnios da vida adulta, aquelas coisas chatas que ocorrem entre gente grande e que ninguém nunca conseguiu até hoje criar um manual de como sair ileso disso? Aquela lágrima empática que corre no canto do olho daquele pequenino e doce ser, enquanto muitas lágrimas correm do meu rosto, depois daquele abraço que tem o tamanho mínimo de um universo, naquele momento, recheado de amor.

E depois a pergunta: "Papai, você está triste?"; "Sim, o papai está". O sorriso meigo me fitando os olhos dura mais uns segundos, e a cena muda repentinamente para "escolha os animais que você prefere e vamos arranjar lugares para eles".

O problema não tinha solução, necessitava apenas de aceitação. Garanto que aquele abraço redimensionou tudo, pelo menos naquele momento, o que me permitiu conectar à brincadeira de zoológico, coisa que não estava conseguindo antes.

Não bastasse isso tudo ser uma delícia no meio da dor, as pérolas não param por aí. "Este é meu animal 'feferido' (preferido)" me mata de rir. Aí, lembro das pérolas dos dois ao longo de suas infâncias, na aprendizagem da fala. Animais nomeados de "guinguins", "lelofantes", "bebas" (pinguins, elefantes, zebras), "eu tive uma ótima 'má' ideia", "quando eu 'sê' grande, não vou trabalhar, vou cuidar do meu filhinho", essa foi um chute na canela, divertida demais, mas pura baixaria apelativa.

Você acha pouco, pois tem mais, muito mais mesmo, deixe-se conectar, dispa-se da roupa de ranzinza, alimente suas alianças com as crianças, e tenham filhos; mas tenham filhos que aprendam em casa o amor em sua mais pura essência, o amor que erra e acerta, o amor que conserta. Esse amor despertará a empatia que nos leva à colaboração, à compaixão e ao altruísmo, justamente os ingredientes em falta no mundo em que hoje vivemos e que se preocupa em construir barreiras reais, erguendo muros, ou barreiras simbólicas, discriminando alguém apenas por ser o que é em toda a sua diferença e essência.

Tenham filhos, mas os tenham com consciência; não sejam apenas mais um animal reprodutor, seja um pai, seja uma mãe, seja uma referência, não importa o quão humilde você é; o amor é democrático e justo, ele escolhe a reciprocidade, não uma conta bancária.

Quero ser pai para sempre, e que assim seja, até o meu fim, quando eu então me tornar transparente e sair a vagar pelo mundo, flutuando acima das montanhas, dos oceanos, como um pássaro, ou melhor, como uma alma-pássaro, levando comigo todas as lembranças dos amores que tive e das duas mais lindas sementes que aqui deixei. A eles, Vitor e Lucas, cabe expressar minha eterna honra de ter estado em suas vidas como seu pai. Este amor não acabará nem mesmo quando transparente eu for, em direção ao vale dos dinossauros criado pelo "Papai do Céu" – juro que só vou olhar de longe aquelas enormes criaturas chamadas meigamente por vocês de Dinos. Prometo a vocês que me cuidarei; cuidem-se também. Com amor, tenham filhos, façam a diferença na vida de alguém!

SOBRE
O AUTOR

RENATO CAMINHA

RENATO CAMINHA

Mestre em Psicologia Social e da Personalidade da PUC. Terapeuta Cognitivo. Doutorando na Universidade do Algarve. Professor pesquisador na área de Psicoterapias Cognitivo-Comportamentais. Docente na área de TCC. Conferencista internacional com ênfase em Psicoterapias Cognitivas na Infância e Transtorno de Estresse Pós-Traumático. Professor convidado do Mestrado da Universidade Autônoma de Barcelona. Autor e coautor de diversas obras na área das Terapias Cognitivas.

Sócio-diretor do InTCC. Diretor de Ensino do InTCC. Coordenador do curso de especialização em Psicoterapias Cognitivo-Comportamentais e do curso de especialização em Psicoterapias Cognitivo-Comportamentais na Infância e Adolescência do InTCC, presente em 15 cidades brasileiras.

Membro fundador e presidente da Federação Brasileira de Terapias Cognitivas (FBTC), biênio 2005-2007.

Diretor do Instituto TRI de Educação Socioemocional. Presidente do antigo Concriad, atual Concriart - Congresso Brasileiro de Terapias Cognitivas da infância e adolescência.

Sobre o Instituto TRI

O programa TRI Preventivo foi desenvolvido a partir de um protocolo clínico criado pelos psicólogos Renato Caminha e Marina Caminha, após mais de uma década de trabalho na docência e na clínica infantil, dentro dos moldes científicos e acadêmicos, tendo por base as neurociências, a biologia das emoções e os princípios das psicoterapias cognitivas. Os resultados de investigação científica do protocolo clínico mostraram eficácia após as sessões de regulação emocional, fazendo com que os autores desenvolvessem a versão preventiva do programa TRI-P (preventivo), sendo que esta modalidade se destina à população universal e não possui intenções de tratamento clínico de crianças com patologias específicas.

O programa fortalece o indivíduo, dando-lhe ferramentas para responder de forma eficaz aos desafios pessoais e profissionais. Mostrou-se eficaz e ganhou repercussão no Brasil, América Latina, América Central, Estados Unidos, Austrália, Espanha e Portugal.

O diferencial do TRI-P é o seu modelo de regulação e proficiência emocional que objetiva o incremento de uma importante função mediadora das relações sociais saudáveis, da saúde mental e de reciprocidade: a empatia.

O TRI está devidamente fundamentado na educação socioemocional que é uma importante e crescente tendência da educação moderna. A Organização Mundial da Saúde (OMS) reconhece programas de prevenção e promoção da saúde mental desde 2002. O Programa TRI Preventivo atende à crescente tendência da educação moderna que difunde princípios de empatia, respeito, tolerância, capacidade de aprendizagem e regulação emocional visando relações sociais saudáveis e tolerantes. São diretrizes essas que atendem à Lei do *Bullying* e estão em conformidade com a normatização do MEC.